名医が教える！

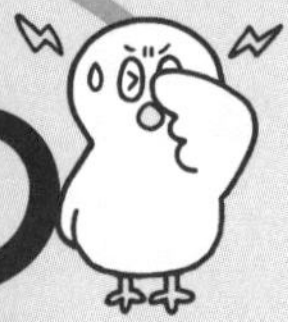

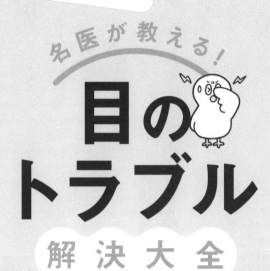

目のトラブル解決大全

眼科専門医
平松類

近視・老眼・白内障・緑内障・斜視・眼瞼下垂

ぜんぶ網羅！

KADOKAWA

はじめに

目は大切ですか？　と聞かれると、「大切です」と誰もが答えます。では次に「目のために何かをしていますか？」と聞かれると、「何もしていません」という人が多いのが実情です。

それはなぜでしょうか？　身体のことを考えて食事制限したり、野菜を食べたりしている。ダイエットのために運動もしている。血圧のために塩分も控えている。**それなのに、目のために何かをしている人はとても少ない……。**

なぜなら、目については「何をしていいかわからない」からではないかと私は思うのです。確かに目の不調というのはわかりにくく、「〇〇しましょう」というアドバイスは、テレビでも、ネットでも、雑誌でも、なかなか目にすることがありません。けれども、何となく目の不調や疲れは、多くの人にあるのです。

しかも、**40代以降になると、緑内障や白内障、黄斑変性《おうはんへんせい》など目の病気を患う人が増えていきます。それだけでなく、たとえば白内障の人が結膜炎になる、緑内障の人がドライアイになるなど、現代では患う病気がひとつでは済まなくなってきています。**

この原因は、現代の目の使い方にあります。人類は元々、狩猟採集を主として生活していました。そのうちに農耕が始まりましたが、農耕が始まったのも狩猟採集の時代から考えれば、ごく最近のことといえます。

さらには、文字を書いたり、本を読んだりすることができるようになり、現代ではテレビやスマホまで見られるようになりました。**どう頑張っても、生物としての適応能力が間に合わないほどに、現代社会が発展してしまった**

といえるのです。

そのため、目には日々かつてないほどの負担がかかっています。さらには現代社会においてIT分野の発展が目覚ましいために、目に求められる能力も上がっています。どういうことかというと、昔であれば木の実がどこにあるかがわかればよかった。けれども、今は絶えず手元にある文字を見てその文字を判別しなければなりません。絶えず画像を見て文字などを入力しなければなりません。**圧倒的に、目に求められる能力が上がってしまっているのです。**

そんな現代生活を送るうえでは、目に対する知識が今、必要になってきているといえます。普段、私たちに起き得る不調にはどういうものがあるのか？　ついつい自己判断で間違えてしまいがちな病気など、知らないと手遅れになりかねないケースもあります。だから、本書の中ではしっかり解説しました。

それらの情報はネットで見ればいいのでは？　そう思うかもしれません。確かにネットは、不調があるときにその症状を検索するのには向いています。けれども、あなたの目の不調がいくつも折り重なっている場合、はたまた予防する場合はどの症状を優先させて検索すればよいのか見当もつかないのではないでしょうか。

だからこそ、ひと通り目の不調について知っておき、その原因や対処法の知識があれば、事前に「そもそも不調にならないように」対処可能になるのです。

ちょっとした不調を避けることで、一生見えて、楽しく暮らせる目を手に入れることは可能です。ぜひ目の知識をもつことで、少しでも長く、よく見える目を手に入れていただければと思います。

各パーツの名称と働きを覚えておこう！

「目」の基礎知識

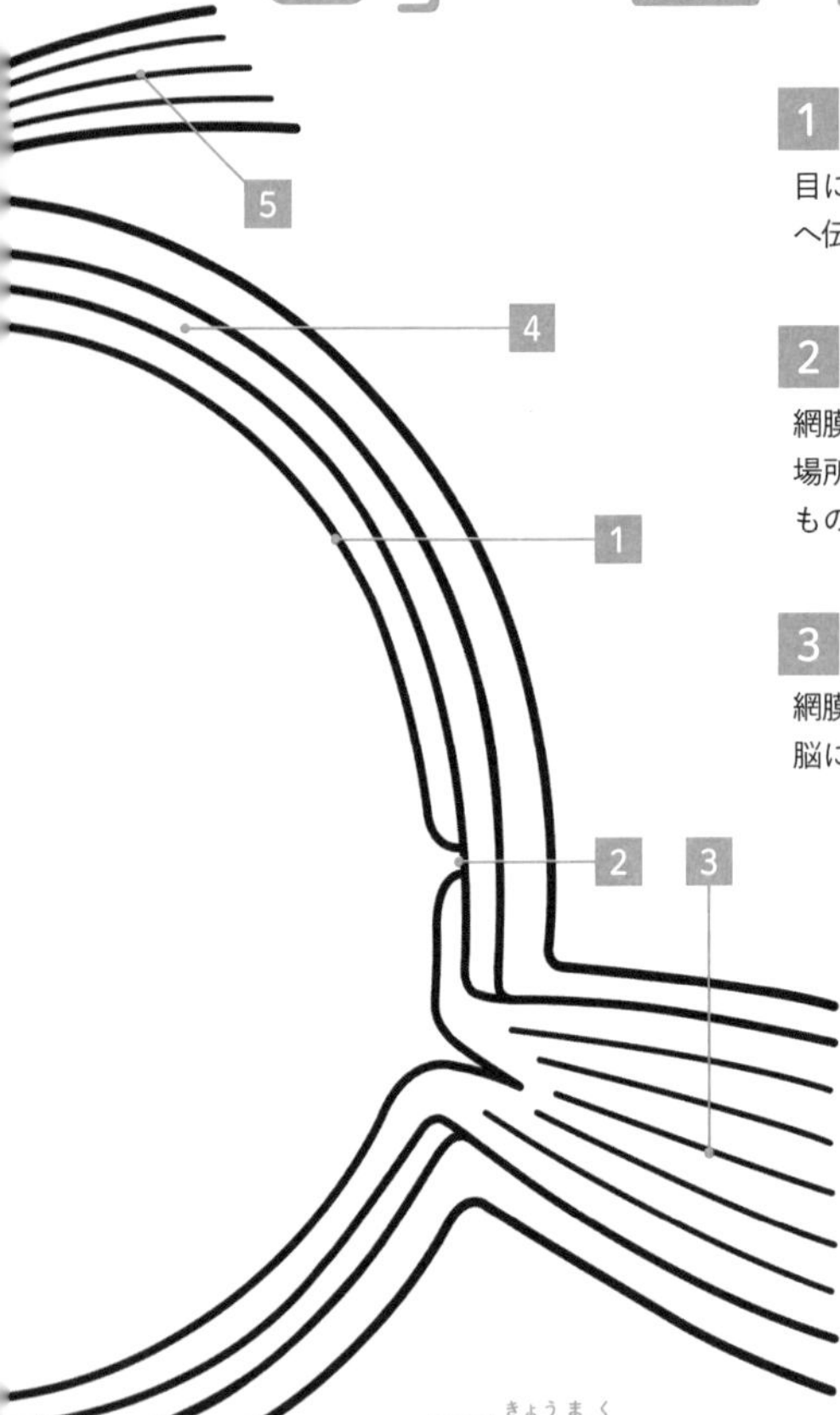

1 網膜

目に映し出された映像を視神経から脳へ伝達する役割をもつ。

2 黄斑《おうはん》

網膜の中心部で視細胞が密集している場所のことを指す。ピントを見ているものに合わせる役割をもつ。

3 視神経

網膜で集められた外界から光の情報を脳に伝える神経繊維の束を指す。

4 脈絡膜《みゃくらくまく》

網膜よりも外側にあり、眼球を覆う膜。血管が多く、酸素や栄養分を届け、老廃物を戻している。

5 外眼筋

眼球を動かしている筋肉。上直筋、下直筋、内直筋、外直筋、上斜筋、下斜筋の6つがあり、それぞれが作用しながら眼球は動かしている。

7 強膜《きょうまく》

眼球の「白目」のこと。乳白色の強い膜で、角膜とつながっている。光を屈折させる働きをもつ。

6 涙腺

涙をつくっている場所。

9 結膜

瞼の裏側から眼球の黒目の部分（角膜）の境までの白目の部分を覆う膜のこと。外部刺激から眼球をまもっている。

8 毛様体《もうようたい》

虹彩から続く、血管と筋肉が豊富にある組織。毛様体の筋肉を収縮させ、水晶体の厚さを変えてピント調節を行う。

10 瞳孔

虹彩に囲まれた黒目の中心を指す。光の量に応じて、その大きさが変化する。

11 虹彩《こうさい》

角膜と水晶体の間にある薄い膜。瞳孔の大きさを調節し、網膜に入ってくる光の量を調節する役割をもっている。

12 角膜

透明な５層の膜でできている。眼球に光を取り入れる役割や水晶体とともにピント調整をする重要な役割をもつ。

13 水晶体

瞳孔の奥にある凸レンズ状の、ほぼ水とたんぱく質で構成された透明な組織。ピントを合わせる役割がある。

14 硝子体《しょうしたい》

無色透明のゼリー状で99%が水。水晶体の後ろに接し、眼球の形を保ちながら、入ってくる光を屈折させている。

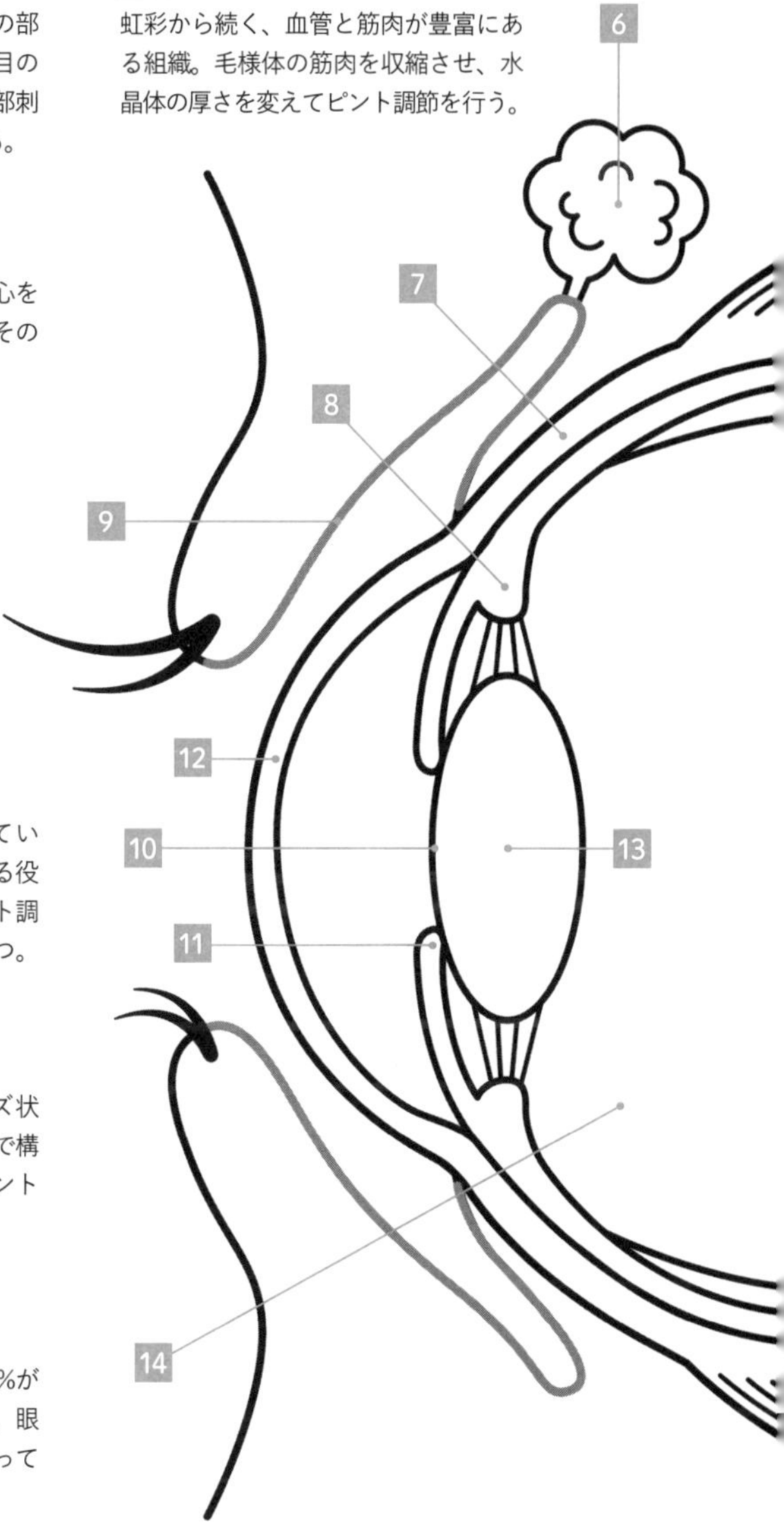

CONTENTS

はじめに……002
各パーツの名称と働きを覚えておこう！
「目」の基礎知識……006

第1章 自分の「目」の現在地を知ろう！

自分の現在地を把握しておこう！ 目の年齢チェック……016
目の老化は実は20代から始まっていた！……022
「目のトラブルは遺伝」だからと諦めるのは早い……024
40代以降に起こりやすい目のトラブル……026
70代以降がなりやすい目のトラブル……028
40代以降の目のトラブルは複合的に起こっている！……030
若年層・子どもも目のトラブルとは無縁じゃない……032

第2章

目のトラブル別 原因と対処法

視力低下……036
「見えにくさ」だけじゃない
病気のサインに要注意

ドライアイ……040
パソコンやスマホが手放せない
現代人の目の生活習慣病

疲れ目・かすみ目……044
目薬だけでは治らない！
あらゆる病の初期症状

目の痒み……048
「どう抑えるか」が
目の健康を守る鍵に！

目やに……052
色・質・量の変化が
不調のバロメーター

瞼の痙攣……056
瞼のピクピクは
身体からのSOS！

充血……060
早期の根本治療で
澄んだ瞳をキープ

老眼……064
スマホ依存・身体の不調…
若年層にも広がる現代病！

近視……070
目の万病の元!?
現代人の国民病

遠視……074
「遠視＝視力がいい」はウソ！
目だけじゃない不調の元に

乱視……078
水晶体の歪みで進行する！
物が二重に見える！

斜視……082
見た目だけじゃない！
命に関わる病の可能性も

白内障……086
ほぼ100％の人が発症!?
加齢以外の要因も

緑内障……092
日本人の失明原因第1位
早期発見&治療が鍵に

飛蚊症……098
近視がある人は注意！
謎の物体が視界に浮かぶ

黄斑変性……102
物を見る中心を蝕む
目の生活習慣病

眼瞼下垂……106
見た目だけじゃない！
病気のサインに要注意

ビジュアルスノウ……110
見えない雪や砂嵐が舞う
新しい目の病気

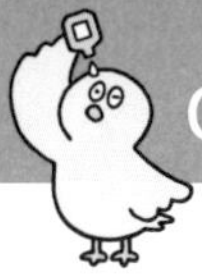

CONTENTS

進行スピードが早く
失明リスクのある病気
ぶどう膜炎……114

角膜の皮が剝けてしまう
激しい痛みを伴う病気
角膜びらん……118

光や虹が見えたら注意！
深刻な病の前兆
光視症……122

ぶり返す痒みが辛い！
季節を憂鬱にする
花粉由来トラブル……126

失明の可能性もある
自己免疫性の希少疾患
甲状腺由来トラブル……130

糖尿病が引き起こす
3大合併症のひとつ
糖尿病由来トラブル……134

第3章 「見える目」でいるために自分でできること

目の定期検診は40代以降の必須事項！……140

これが本当に正しい目薬の選び方&差し方……142

目を洗うという行為は実は拷問に近いこと……144

ピント調節機能を高める、有効視野を広げるトレーニング……146

お肌の大敵である紫外線は目にも悪影響あり！……148

メガネ店でメガネをつくる前にしておいてほしいこと……150

スマホやパソコンのブルーライトは本当に悪者？ …… 152
コンタクトレンズを付け続けると起きるトラブル …… 154
目のトラブル別に最適な睡眠時間がある …… 156
スマホやゲームと目のちょうどいい付き合い方 …… 158
老眼鏡をかけ始めるタイミングの目安は？ …… 160
目にもよい効果をもたらすお風呂の入り方 …… 162
カラコンを付け続けると黒目が小さくなる!? …… 164
アイメイクやまつエクが目に与えているダメージ …… 166
目の周りのマッサージやツボ押しは効果がない!? …… 168

第4章 気を付けるだけで未来が変わる目の食養生法

目を健やかに保つ水分補給は種類と飲み方が重要 …… 172
緑黄色野菜は目を健やかに保つ栄養素の宝庫 …… 174

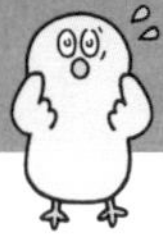

CONTENTS

目はたんぱく質の塊！　健康維持には欠かせない……176

血糖値を上げすぎない炭水化物の種類を選んで……178

フルーツは目の健康に意外と役立つ食材……180

オヤツに食べるなら、血糖値が上がりにくいものがベスト……182

油のセレクト次第で目の健康状態が変わる！……184

リンゴ酢は目への健康効果も期待大！……186

栄養素が摂りきれないときはサプリメントも活用を！……188

これだけは避けたい目によくない食材……190

第5章 40代以降が押さえておきたい目の手術&先進医療

白内障の手術に使用する眼内レンズが進化！……194

進行具合で選べる緑内障の手術は3種類……196

老眼鏡だけじゃない！　老眼の治療と手術……198

レーシックとICLのメリット・デメリット 200
眼瞼下垂の手術と気を付けたいこと 202
伝え上手な患者になるためのちょっとしたコツ 204

第6章 知っておきたい！ 目によいこと・目に悪いこと

視力回復効果が実証済みなのはガボール・アイだけ！ 208
視力を回復させるためのおすすめウォーキング法 210
調子のよい目を保つための朝のルーティン 212
目の疲れを癒やすための夜のルーティン 214
目の負担を考えると激しい運動はリスクを伴う 216
水泳や金管楽器にはご注意を！ 218
浅い呼吸がドライアイを引き起こす!? 220
エアコンによる目への悪影響は甚大！ 222

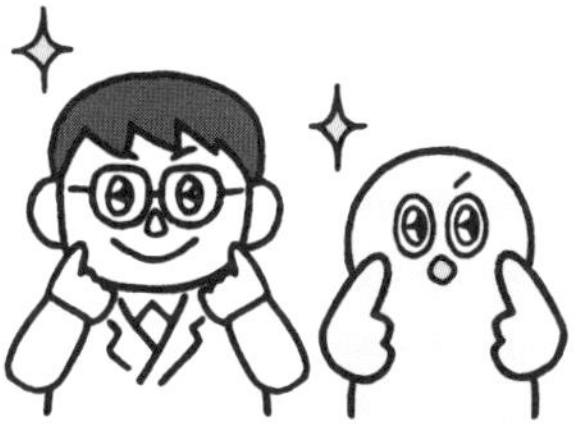

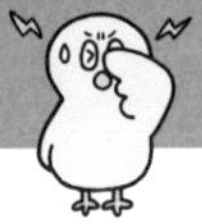

CONTENTS

目は寒さが苦手？ 冬に注意したいトラブル …… 224
低糖質ダイエットは目の負担が増える!? …… 226
目によくないNGな夕食がある!? …… 228
目のトラブルを招きやすい食べ方にご注意を …… 230
寝る姿勢と睡眠時間が目の健康を左右する …… 232
美容院で気を付けたい目に影響が出る施術 …… 234
これだけは選んではいけない洗顔料 …… 236
眼科専門医も認める黒目を大きく見せる方法 …… 238
目をこすることほど怖いことはない！ …… 240
絶対NGな目薬の差し方 …… 242
ジェネリック医薬品の目薬の是非 …… 244
VRやAR搭載のゲームとの付き合い方 …… 246
無意識のうちに弊害が出てしまう歩きスマホ …… 248
ストレスと目の不調の深い関係 …… 250
おわりに …… 252

STAFF
装丁：喜來詩織（エントツ）
本文デザイン：羽鳥光穂
イラスト：キタハラケンタ
眼球のイラスト：PIXTA
校正：麦秋アートセンター
DTP：ニッタプリントサービス
取材協力：サカイナオミ
編集：長田和歌子

眼科専門医が訂正しておきたい「目」にまつわるウワサ

1 暗いところで読書やゲームを行うと目が悪くなる …… 034
2 緑を見るのは目にとっていいこと …… 138
3 メガネをかけ始めると近視が進んでしまう …… 170
4 目の手術は大きい病院が安心だ …… 192
5 裸眼視力は改善できる …… 206

第1章

自分の「目」の現在地を知ろう！

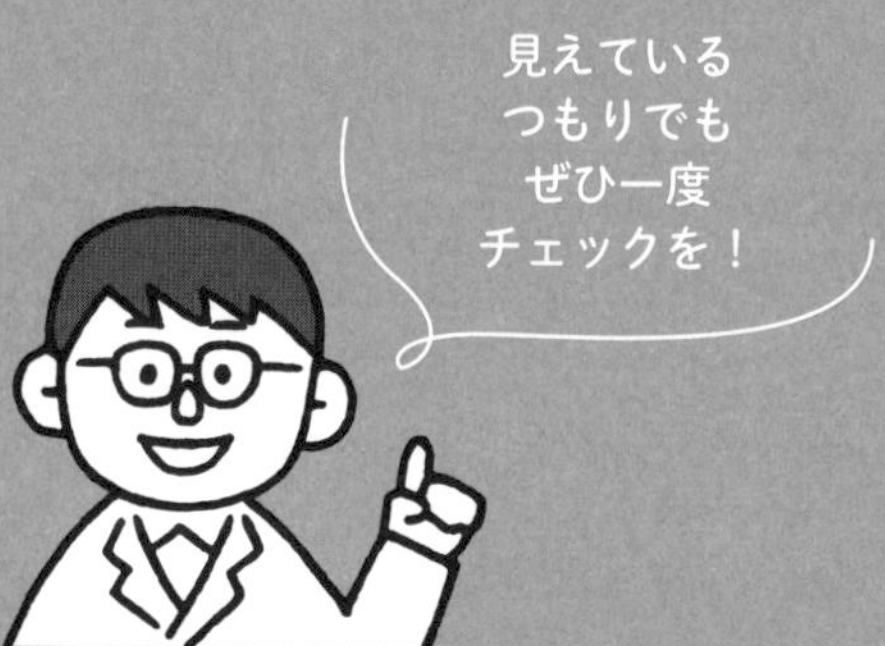

自分の現在地を把握しておこう！

目の年齢チェック

視力が下がったと感じたら…

ピントのチェック

年齢とともにピントを合わせる機能は
衰えてしまうもの。定期的な確認がおすすめ！

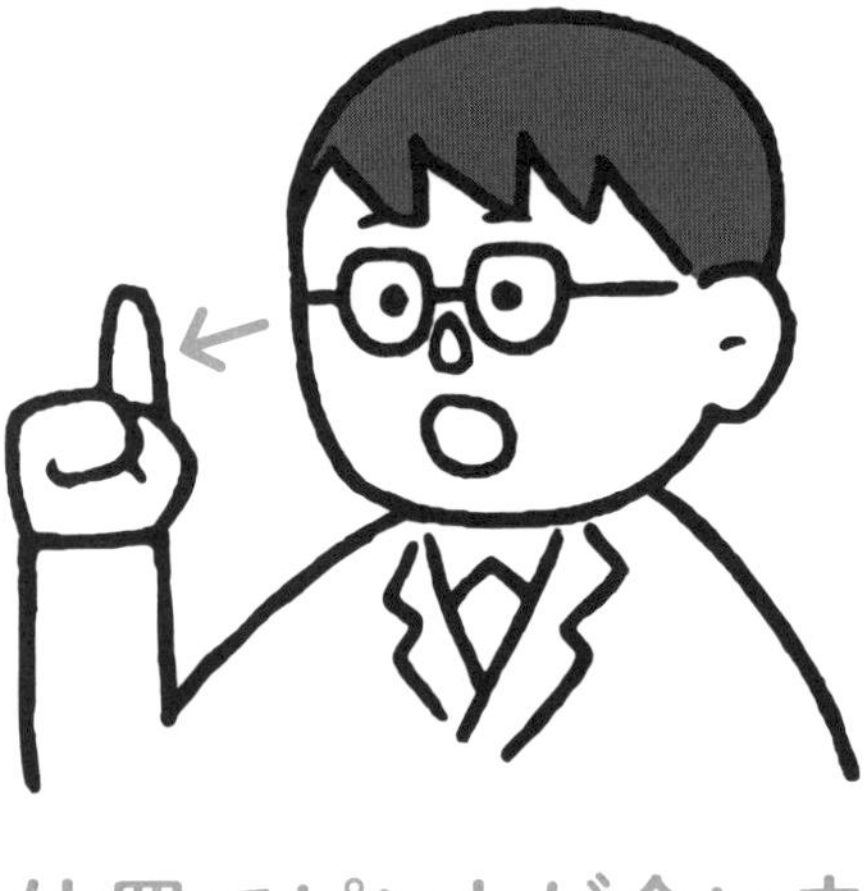

どの位置でピントが合いますか？

目の前に人差し指を出し、徐々に自分から離していきます。離していきながら、いちばんハッキリと指が見えるところでストップしてください。メガネ(老眼鏡を含む)やコンタクトをされている場合は、装着した状態で行います。

人差し指までの距離で目のおおよその年齢がわかる!

目の年代目安	人差し指までの距離
10代	10cm
20代	15cm
30代	25cm
40代前半	30cm
40代後半	40cm
50代以上	目一杯腕を伸ばしたところ

上の表にある「人差し指までの距離」から目の年齢の目安を割り出すことができます。年齢相応だったり、年齢よりも若かったり、はたまた年齢よりも老眼が進んでいたりと、自分の現在地がわかります。メガネやコンタクトの度数が合っているかの目安にもなるので、定期的に行ってみてください。

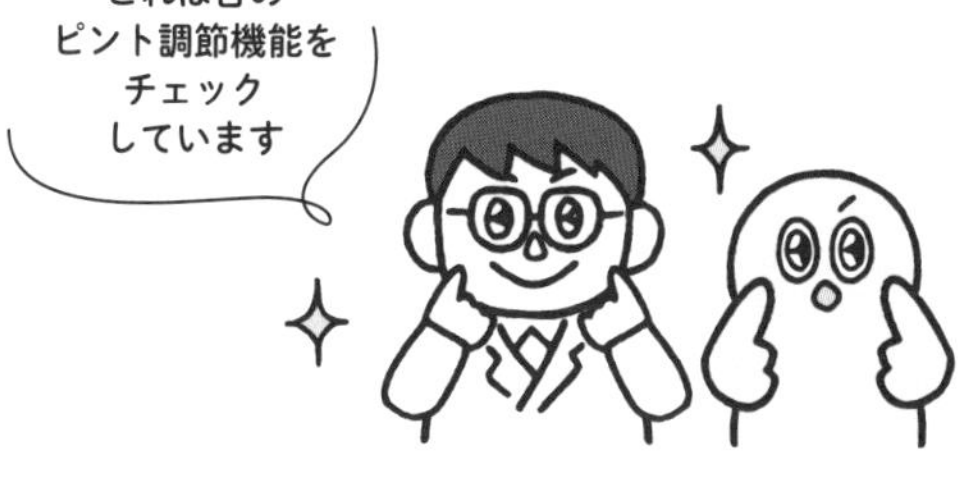
これは目の
ピント調節機能を
チェック
しています

ピントが合いにくいと感じたら…

乱視のチェック

目はそもそもきれいな球体ではなく、
多少歪んでいるものですが、乱視はこの球体の
歪みが加速すると起こる症状です。

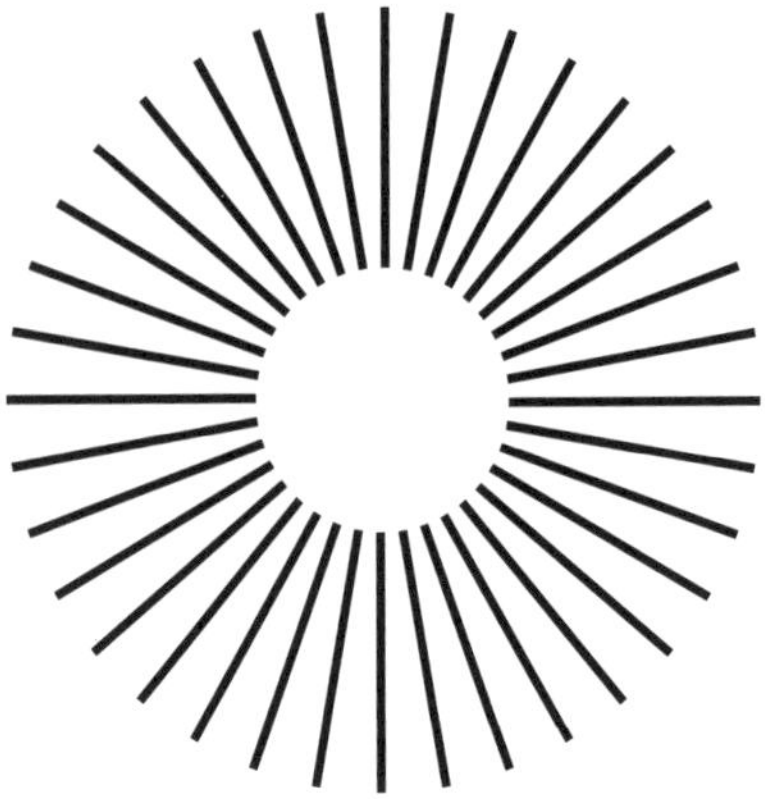

線がどのように見えていますか？

上図を見たときに、きれいに均等に見えていれば、乱視の兆候は見られないと考えてよいでしょう。縦の線だけがハッキリ見える、横や斜めの線だけがモワッとして見えるなどがある場合は、乱視が進んでいる可能性が考えられるため、早めに眼科を受診されることをおすすめします。

コントラストがないと見えにくいと感じたら…

白内障のチェック

白内障の場合、視野全体が白っぽくかすんで見えるという特徴があります。目がかすんだり、ぼやけて見えたり、眩しく感じられるようになったら注意が必要です。

ひらがな5文字すべて見えますか？

印刷物の紙色と文字色のコントラストが弱まるほど、白内障が進行している場合、見えにくい傾向があります。上のひらがながすべて見えていれば、まだ問題はないと考えられます。もし目を凝らしても見えない文字がある場合は、早めに眼科で相談しましょう。

歪んで見えるように感じたら…

マス目チェック

緑内障の場合、視野が少しずつ欠けて見えるように。
その前兆には、視力低下やぼんやり見える、
夜になると暗い場所で見えにくいなどがあります。

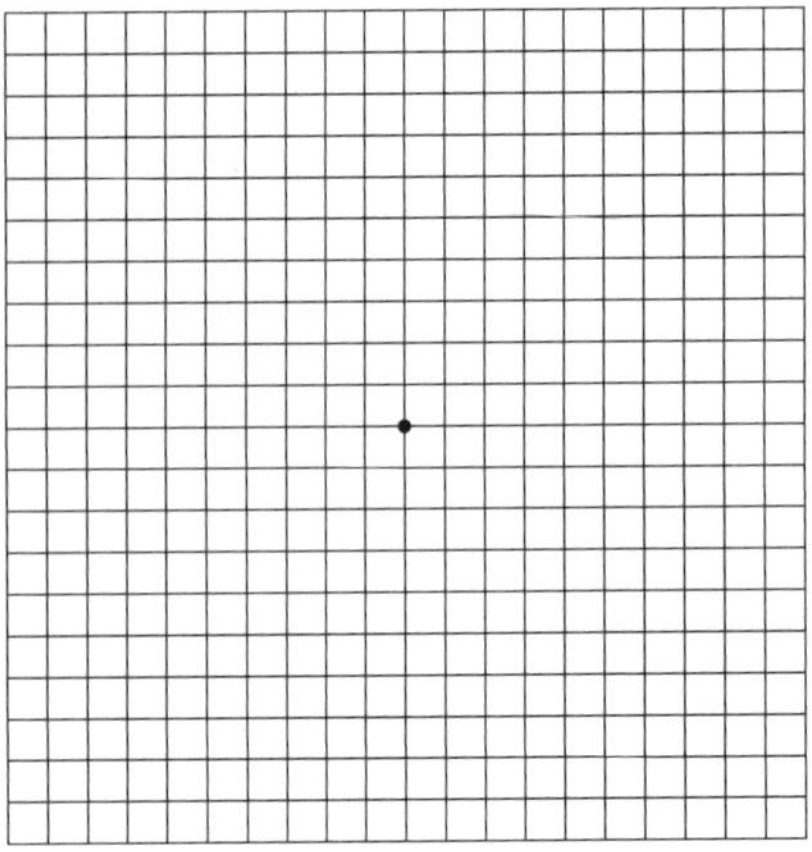

マスがすべて見えますか？
歪んだりぼやけていませんか？

30㎝くらい本書を離し、片目ずつ中心の黒点を見てください。その際に、マスが見えない部分がないか、歪んだり、ぼやけている部分がないかをチェック。いずれにも該当しない場合は、まだ問題ないと考えられます。もし気になるサインがあれば、すぐに眼科の受診を！

目の状態は体調によっても変化するもの

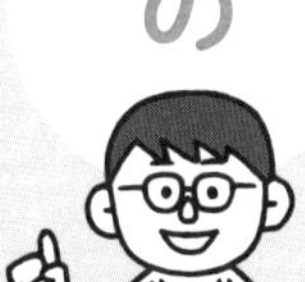

昨日はよく見えていたのに、今日は少し見えづらいと感じることはありませんか？　皆さんが何となく実感されているように、**目の状態は一定ではありません。**睡眠不足などのその日の体調だったり、目を酷使した後だったりで、見え方は変わってくるものなのです。

ただし、**急激に見えにくくなったり、ぼやけたりする場合は病気が潜んでいる可能性も**あります。そのため、定期的に見え方のセルフチェックをしておくと、病気に気づきやすくなるという効果も期待できます。ぜひこれらのセルフチェック法は覚えておいてくださいね。

目の老化は実は20代から始まっていた！

白髪や足腰の弱り、耳の聞こえにくさといった老化現象は60〜70代頃に自覚症状が現れることがほとんどですが、目は身体の中でもっとも早く老化を自覚しやすい部位といえます。

目の老化現象の象徴ともいえる老眼ですが、実は見える距離のレンジが狭くなる症状のことを指しているだけなので、「若いからならない」というわけではありません。特にスマホやパソコン、タブレット、ゲーム機器などのデジタルデバイスがなくてはならない現代のライフスタイルは目にかかる負担が非常に大きく、**若い世代の間で「スマホ老眼」に悩む人が増えているのです。**

スマホ老眼も老眼と同様、目のピント調節機能が低下することで起こります。通常、年齢とともにピントが合う距離は遠くなっていき、20代では15㎝、30代では25㎝が目安といわれています。スマホやゲーム機器はピントを合わせるのが約20㎝と距離が近く、30代ではすでにピント調節がしにくくなっているといえるのです。実際に、**30代どころか20代や10代で中年層以上の人がかけるような老眼鏡が必要になってしまったケースも珍しくありません。**

「文字を読むときに思わず腕を伸ばしてしまう」といった症状が出るのは40代以降が多いため、若いうちは老眼じゃないと思い込みがちですが、20代から確実に目の老化は進んでいるのです。デジタルデバイスが手放せない世の中だからこそ、目を労《いたわ》るアクションもセットで習慣にしましょう。

「目のトラブルは遺伝」だからと諦めるのは早い

「親が糖尿病だったから自分もなるかもしれない」、「うちはガン家系だから」という会話をよく耳にします。確かに、親や祖父母、親戚を見て、同じような病気にかかっているケースを目の当たりにすることも多いでしょう。

ただ、そうした**病気の遺伝子をもっている人は、もっていない人に比べて発症リスクが高いというだけで、必ずしもその病気が100%発症するわけではありません。**病気の多くは環境要因も大いに関係しているので、後天的な理由で発症することもあります。そのため、**遺伝だから仕方がないと諦め**

てしまうのは早計です。そこはまず理解しておいてください。

病気同様に、目のほとんどのトラブルにも遺伝が関係しています。**遺伝が関係ないと断言できる目のトラブルは外傷のみです。**そのくらい遺伝の影響があるものの、親が近視だからといって子どもが必ず近視になるわけではなく、やはり環境要因にも左右されます。もともと近視の素因があるにもかかわらず、ゲームや漫画ばかり近距離で見たり読んだりしていれば近視を発症しやすくなるのは当然ですよね。

ただし、**遺伝的になりやすい不調を知っておくことは、目のトラブルに先回りして効果的に対処できるため、とても大切なこと**です。たとえ親が近視でも、日常生活を見直すことで近視を悪化させないようにすることも可能だからです。予防することもできるので、遺伝だからと諦めずにいてください。

40代以降に起こりやすい目のトラブル

「手元が見えにくい」「目の疲れがとれない」「ぼやけて見えるようになった」など、40代以降になると、さまざまな目の不調を自覚しやすくなります。40代でも近視が進んでしまう人もいますし、老眼を認識し始める人もいるでしょう。また、スマホやパソコンなどのデジタルデバイスの多用により、眼精疲労やドライアイに悩む人も多いはずです。

さらに、**40代以降で特筆すべきトラブルに、緑内障や白内障、黄斑変性があります。緑内障は40代、白内障は50代、黄斑変性は60代頃から特にリスク**

が高まるといわれており、緑内障の場合は40歳以上の20人に1人がかかるといわれているため、この時期から検診や目のケア、生活習慣の見直しなど、発症リスクを下げる対策をとっておくことがとても大切です。

また、もっとも症状を自覚しやすい老眼は、実は未完成の時期で、70代頃まで進行は止まりません。「夕方になると見えづらい」「週末は見えやすい」など、目を酷使した後に顕著に不調が出やすくなります。若年層であれば、一時的な「目の疲れ」でやり過ごせていたものが、40代以降ではそれが手元の見えにくさといった症状として現れやすくなり、生活に支障をきたすようになるのです。老眼は徐々に手元が見えにくくなっていきますが、急激な視力低下は緑内障や黄斑変性といった失明にもつながる深刻な病気のサインである可能性もあるため、「見えにくい＝老化現象」と決めつけず、セルフチェックや定期検診を欠かさないことがこの年代にはとても必要なことです。

70代以降がなりやすい目のトラブル

目の病気やトラブルは、70代以降になると発症リスクが一気に増加します。近年、70代以降の老年層に増えている病気のひとつに緑内障があります。**緑内障は40代では20人に1人だったのが、70代になると10人に1人にまで増え、今や日本人の失明原因の第1位となっています。**

しかし、緑内障は早期発見・早期治療で症状の進行を食い止めることができるため、年に1回は眼底検査を行い、少しでも早く発見し、リスクを回避することが大切です。眼底検査は、人間ドックのオプション検査としてもつけられることが多いので、一緒に受けるのもよいでしょう。

また、**透明な眼球のレンズが白く濁っていく白内障も、80歳以上のほぼ100％が発症する注意したい病気です。**70代で白内障の手術を受ける人の割合がもっとも多くなります。

そのほか、**視界の中心がぼやけたり物が歪んで見える黄斑変性も、70代以降に起きやすくなります。**黄斑変性は目の生活習慣病といわれており、喫煙や飲酒の習慣、緑黄色野菜の摂取が少ない、脂質が多いといった食事で発症リスクが高まることがわかっています。和食が中心の食事をしてきた日本人の70代〜80代の発症率はそこまで高くありませんでしたが、食の欧米化が進み、日本の70代以降の発症率も増えてきました。身体のあらゆる組織は栄養でできているため、毎日口にするものに意識を向けることは、深刻な目の病気のリスクを抑える一歩となることをぜひ覚えておいてください。

40代以降の目のトラブルは複合的に起こっている！

今、あなたの目で起こっているトラブルは、いくつあるでしょうか？ 40代以降の中年層ともなると、「疲れ目」「かすみ目」「ドライアイ」「老眼」「瞼《まぶた》の痙攣《けいれん》」「乱視」など、複合的な悩みになっているのではないかと思います。

年齢とともに、目の機能は落ちてきますから致し方ないことといえますが、たいしたことない、仕方ないと放置してしまうと、やがて深刻な目のトラブルに発展しかねません。なぜなら、例えば「最近手元が見えづらくなったから老眼がきたな」と決めつけて老眼鏡を用意するだけで対処してしまうと、もしかしたら白内障などの症状の発端であることも考えられるからです。

そのほかにも、**近視が進むと、白内障や緑内障、網膜剝離《もうまくはくり》などの病気の発症リスクが高まるため、「ただの近視」と甘く考えていると、知らぬ間に病気が進行して失明に至ってしまうこともあり得ます。瞼のピクピクを放っておいたら脳の病気だった、眼瞼下垂《がんけんかすい》だと思ったら脳梗塞だったなど、ひとつの症状だけでは判別がつかないことが実はたくさんあるのです。**

「老化のせい」、「目を使いすぎたから」と自己判断で終わらせず、以前よりも見えにくさを感じた時点で、まずは一度眼科で詳しく検査することが大切です。かかりつけの眼科を見つけて、毎年定期検診できるともっといいですね。

若年層・子どもも目のトラブルとは無縁じゃない

目のトラブルというと、40代以降の病気と捉えられがちですが、デジタルデバイスが不可欠な現代では、デジタルネイティブ世代である子どもや若年層の目のトラブルがとても増えています。

10代～20代に起こりやすい目のトラブルとしては、スマホやパソコン、タブレット、ゲーム機器などで手元を長く見つめすぎることによるドライアイや、眼精疲労、スマホ老眼などが挙げられます。そのほかにも、詳しくは後述しますが、ファッション性の高いカラーコンタクトレンズや、瞳を大きく見せるタイプのコンタクトレンズによるトラブルも多いのです。

また、小学生の視力低下も深刻な問題になっています。近年、**子どもの近視は右肩上がりで増加傾向にあり、小学生の3人に1人、中学生の2人に1人が視力1・0未満です**。特に小学生の視力低下は顕著で、文部科学省が毎年行っている学校保健統計調査によると、1978年度には視力1・0未満の割合が16・3%だったものが、2019年度では34・6%と倍以上にまで増えています。なぜここまで近視が増えているのか明らかな原因はわかっていませんが、外遊びが減って近くを見る時間が増えたことが影響していると考えられています。

このように、若い、幼いからといって目のトラブルとは無縁ではありません。小さい頃から気にかけていくことが大切です。

✕ 暗いところで読書やゲームを行うと目が悪くなる

○ 正しくは、「近くで見るから目が悪くなる」です

実は物を見る環境の「照度」＝明るさは、視力低下と関係ありません。視力低下と関係があるのは「距離」なのです。そのため、読書やゲームをあまりにも近距離で長時間行うと目が悪くなる、が正解です。なぜ暗いところで読書やゲームを行うと目が悪くなるといわれるのかは、おそらく暗いところで行うと、おのずと目を近づけすぎてしまうからだと思われます。とはいえ、暗いところで行うと眼圧がかかるという別問題があるので気を付けて。

第2章

目のトラブル別
原因と対処法

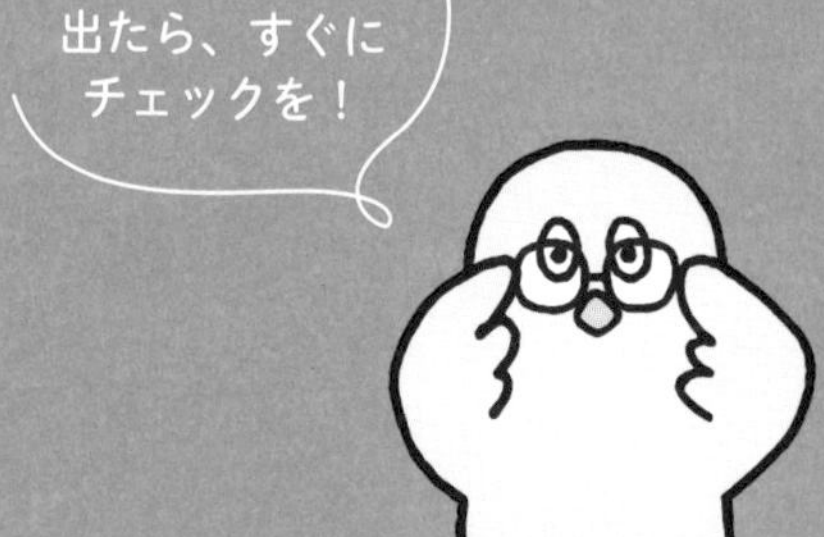

「見えにくさ」だけじゃない
病気のサインに要注意

視力低下

☑ 遠くを見るとき、つい目を細めてしまう
☑ 気づくとスマホをいじっている
☑ 物がかすんで見えたり、ぼやけて見える

概要

「視力の低下」には病気のサインが隠れていることがあります。そもそも視力は一日のうちでも、体調によっても変動しています。そのため、裸眼視力よりもメガネをかけた矯正視力のほうが重要です。メガネをかけた状態で視力が落ちた場合は深刻な病気の可能性があります。そのほか、急激な視力低下にも注意が必要です。

原因

まず**ひとつは遺伝**が挙げられます。親が大人になっても進む近視の場合、注意が必要です。そのほか、**スマホや読書、勉強など手元を長時間見続ける習慣によるもの**があります。また、白内障や緑内障、脳の病気、心因性視覚障害などによって引き起こされる場合もあるので注意しましょう。

検査・診察

視力低下の検査には「遠見《えんけん》視力検査」「近見《きんけん》視力検査」「実用視力検査」などがあります。定期健診などで行われるのは「遠見視力検査」が一般的ですが、その数値がよかったからといって目に問題がないとはいい切れません。「視力が落ちただけ」と自己完結せず、2年に1度は、眼底の血管や網膜、視神経などを調べる「眼底検査」を行っておきましょう。

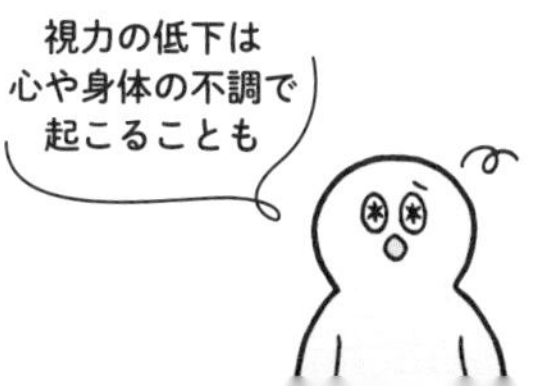
視力の低下は
心や身体の不調で
起こることも

治療方法

裸眼視力低下の治療には、**メガネやコンタクトレンズを用いるほか、ピント調節機能を改善する目薬、レーシックやICLという視力回復手術などがあります。**夕方になると見えづらいといった一時的な視力低下の場合には、遠くと近くを交互に見てピント調節に関わる毛様体筋をストレッチする「遠近法」や、+2・0程度の軽度の老眼鏡をかけ、あえて目のピント調節が上手くいかない時間をつくり、目の緊張をほぐす「雲霧《うんむ》法」などで改善できる可能性があります。ただし、これらの方法はピント調節機能に対しての効果のため角膜の形の歪みによる乱視には効果がありません。そのほか、白内障や緑内障が原因の場合は、目薬や手術、レーザー治療の検討を。もし、眼底検査をしても視力低下の原因を特定できない場合は、心因性視覚障害や脳の障害、弱視、認知機能の低下などさまざまな可能性が考えられます。眼科だけでなく、脳神経外科なども受診して原因を特定し適切に治療を行いましょう。

日常生活で気を付けること

まずは**長時間、近距離で物を見続けないこと**です。現代人は長時間、手元を見る生活を送りがちであり、スマホを30分見続けると眼圧が上昇するという研究もあるため、スマホを見る時間を減らす、遠くを見る、瞬きの回数を意識的に増やすなど、目を労る習慣を意識的に取り入れて。

似ている&派生する症状

老眼……手元が見えにくい、ピントが合いにくい → p.64
白内障……字幕が読みにくい、顔を覚えづらい → p.86
緑内障……視界がかすんで見える → p.92

パソコンやスマホが手放せない
現代人の目の生活習慣病

ドライアイ

- ☑ 目が乾いた感じがする
- ☑ つねに目にゴミが入ったようにゴロゴロする
- ☑ 10秒以上、瞬きをせずに目を開けていられない
- ☑ 物がかすんで見えづらい

概要

目の表面を乾燥から守る涙は、油層、水層、膜型ムチンで構成されています。このバランスが不安定になることで、涙の量が不足したり、涙の質が悪くなって発症するのがドライアイです。初期症状は目の乾きが気になる程度ですが、やがて目の充血や目の疲れ、さらに進むと頭痛や肩こり、仕事や家事に支障をきたすほどの倦怠感など全身に不調が現れることがあります。

原因

パソコン、エアコン、コンタクトレンズの3つの「コン」は、ドライアイを引き起こす3大要因。デジタルデバイスを使っている間の瞬きの少なさ、機密性が高く乾燥しやすい住環境、そしてコンタクトレンズによって目の水分が奪われることで、涙の量や質が下がり、目が乾きやすくなります。

検査・診察

目が乾く、痛みを感じる、ゴロゴロする、目がかすんで見えづらいなど、ドライアイの症状を確認したうえで、涙の量や質に異常がないか、目の表面に傷がないかを検査します。主な検査は、涙の量を調べる「シルマー試験」、涙の質を調べる「BUT検査」、目の表面の傷を調べる「顕微鏡検査」の3つ。いずれも比較的短時間で終わる検査です。

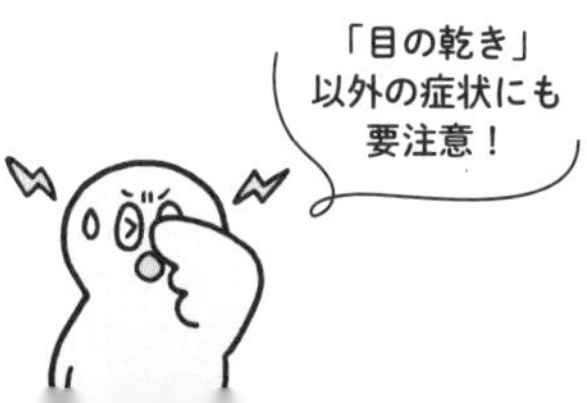

治療方法

主な治療法には、**人工涙液やヒアルロン酸製剤、ムチンの産生や発現を促進する点眼液などによる「点眼治療」**があります。そのほか、**涙の出口に栓をして目の表面に涙を溜める「涙点プラグ」**や、**まぶたに特殊な光をあてマイボーム腺（眼瞼の内側にある油分を分泌する器官）の詰まりを除去し、涙液の流れを整える「IPL光治療」**などがあります。

こうした専門的な治療は非常に効果的ではありますが、ドライアイは目の生活習慣病といわれており、日々の生活の中の3つの「コン」を改善しなければ完治は難しいものです。エアコンをつけるときは、加湿器も併用して目の湿度を保つ、パソコンやスマホを使うときは瞬きの回数を増やすようにする、コンタクトレンズはシリコーンハイドロゲル素材を使った質のよいものに変えるなど、意識を向けるだけでも症状が和らぎ、治療もスムーズになります。

日常生活で気を付けること

ドライアイの要因に自律神経の乱れがあります。緊張やストレスなどで交感神経が優位になると涙の分泌が抑制されてしまうため、寝るべき時間に寝ずにパソコンやスマホの光を浴びるような生活はほどほどに。**夜はベッドの中でのスマホ使用は控え、リラックスして過ごす**ようにしましょう。**マインドフルネスの一種である瞑想法も、自律神経を安定させる効果がある**といわれています。「眼圧が4㎜Hgぐらい下がった」という研究もあります。

似ている&派生する症状

疲れ目……目がしょぼしょぼする
→p.44

かすみ目……視界がかすんで見える
→p.44

目薬だけでは治らない！
あらゆる病の初期症状

疲れ目・かすみ目

- ☑ 目がしょぼしょぼする
- ☑ 目薬が手放せない
- ☑ 目の奥に痛みを感じる
- ☑ パソコンなどを長時間使用

概要

「疲れ目」は「眼精疲労」と混同されがちですが、実は違います。疲れ目は少し目を休めれば元に戻りますが、眼科で眼精疲労と診断された場合は、少し目を休めただけでは症状の改善が難しいため、目の疲れの段階できちんと対処することが大切です。「かすみ目」は鮮明に物が見えなくなる症状のこと。目の疲れ以外に、深刻な目の病気が原因で起こることもあります。

原因

現代人の疲れ目の多くは、ドライアイが原因といわれています。スマホやパソコンを使うことで瞬きの回数が減り、目を保護するうるおいの膜が蒸発してしまうことで起こりやすくなります。放っておくとドライアイが進み、疲れ目だけでなく、目のかすみにもつながることがあるため注意しましょう。

検査・診察

目を休めたり、睡眠を十分にとったりしても目の疲れが回復しない場合は、眼精疲労が疑われるだけでなく、緑内障、白内障などの深刻な目の病気が隠れている可能性があるため、まずは眼科を受診してください。視力検査や眼圧・眼底検査、涙の質を測る検査など、目の状態を把握する検査を行い、原因を探ります。

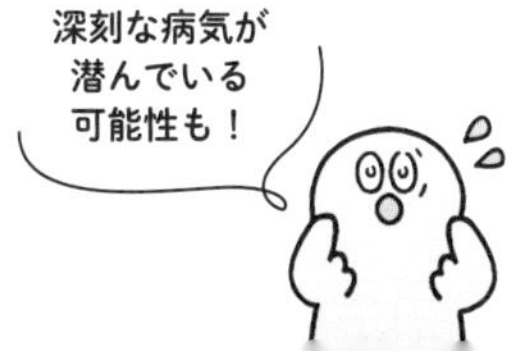

治療方法

単なる目の疲れであれば、目を休めることで症状を和らげることができますが、眼精疲労は目を休めても改善が難しいため、疲労の原因を取り除く治療が必要になります。**眼精疲労の原因は、目の酷使だけでなく、メガネが合っていない、老眼や遠視が強い、ドライアイ、脳の疲労など、さまざまな原因が考えられる**ため、眼科専門医の指示を仰ぎ、適切に対処しましょう。**かすみ目も、疲れ目と同じように軽視されがちですが、白内障や黄斑浮腫、黄斑変性など深刻な目の病気のサインの可能性もある**ため、目薬でごまかさず、早めに眼科を受診することをおすすめします。

ドライアイが原因の場合は、**目を温めることで症状を和らげることができます。**目を温めると血流がよくなって、疲労物質が流れやすくなり、涙の〝質〟もよくなります。質のよい涙とは、水分だけでなく、油分がきちんと分泌された乾きにくい涙のこと。目元を温めると、まつ毛の内側にあるマイボーム腺からの油分の分泌が促され、ドライアイ改善に効果的です。

日常生活で気を付けること

デジタルデバイスの使用中は瞬きの回数が減りドライアイになりやすいため、**瞬きを意識的に行うようにしてください。** また、60～90分に1回は作業の手を休め、2m以上遠くを見て目を休めるようにしましょう。

似ている&派生する症状

疲れ目……目の疲れ、目の奥の痛み →p.44

白内障……視界のぼやけ、視界がかすんで見える →p.86

緑内障……視界がかすんで見える →p.92

「どう抑えるか」が
目の健康を守る鍵に！

目の痒み

☑花粉症などの
アレルギーもちである

☑アトピー性皮膚炎がある

☑毎日のアイメイクが
欠かせない

☑通常のクレンジングだけで
アイメイクを落としている

概要

目の痒みは、瞼の裏側と白目の表面に存在する「結膜」の炎症が引き起こす免疫反応のひとつです。痒みというサインを出すことで、瞬きの回数を増やし、涙と一緒に異物や病原体を洗い流しています。ただし、あまりに痒みが強い場合はアレルギー性結膜炎や感染性結膜炎などにより引き起こされている可能性があるため、早めに眼科を受診してください。

原因

目の痒みは、**目の炎症によって引き起こされている**ことが考えられます。ドライアイや目の疲れ、アレルゲンが目に侵入することで起こるアレルギー性結膜炎、細菌やウイルスが目に感染し結膜が炎症することで起こる感染性結膜炎などが主な原因となります。

検査・診察

痒みが強い、または長く続く場合は早めに眼科を受診します。眼科では、痒みの原因を特定するため、花粉やハウスダストなど、アレルギー性結膜炎が疑われる場合はアレルギー検査、細菌やウイルスの場合はアデノウイルス検査などを行います。そのほか、視力検査や眼圧検査も行うことがあります。

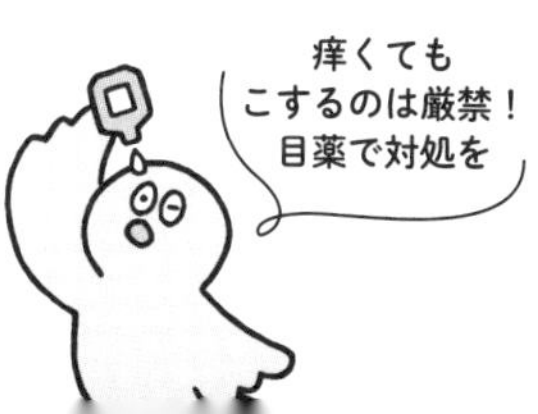

治療方法

目の痒みが強いときは、**冷たいタオルなどで目元を冷やします。**血流が一時的に抑制され、炎症反応が和らぎ、症状が落ち着きやすくなります。ドライアイや目の疲れによる痒みは、室内を加湿したり、スマホやパソコンを長時間見続けないように気を付けたりすることで症状が和らぎます。

アレルギー性結膜炎や感染性結膜炎の場合は、眼科を受診し、処方された目薬で対処してください。

アレルギー性結膜炎の場合は、抗アレルギーの目薬やステロイドの目薬を使うのが一般的ですが、ステロイド目薬は眼圧を高める副作用があるため、漫然と使い続けると緑内障のリスクになることがあります。抗アレルギー目薬を使ってみて、効果が実感できない場合は、様子を見ながら主治医と相談し、ステロイド目薬を検討するとよいでしょう。

日常生活で気を付けること

「目をこする」ことは、もろくデリケートな眼球をピンポイントで傷つけてしまいかねない、とても危険な行為です。網膜剥離や白内障など深刻な病のリスクを高める可能性があるため、**目が痒いときは冷やすか、目薬で抑えます。**

また、毎日のアイメイクが欠かせない人は、クレンジングに要注意。目をこすらないように十分気を付けながら、ポイントメイク用リムーバーなどを使って、キワまで優しくしっかり落とすように心がけましょう。

似ている＆派生する症状

ドライアイ……**痛みとともに痒みが出る**
→p.40

花粉由来トラブル……**目が痒くなる、白目が充血する**
→p.126

春季カタル……**目に強い痒みが出る**
→p.126

色・質・量の変化が不調のバロメーター

目やに

- 拭いても拭いても目やにが出てくる
- 黄色くネバネバとした膿《うみ》のような目やにが出る
- 目やにと一緒に涙も出やすい

概要

目やには皮膚でいう垢のようなものです。皮膚の細胞と同じように、目の細胞が生まれ変わる際に分泌される老廃物などによって構成されています。朝起きたときにちょっと出るぐらいでは問題のないことがほとんどですが、ベッタリとした膿のような目やにがたくさん出る場合は結膜炎などの病気が隠れているかもしれません。症状が現れたら早めに検査を受けましょう。

原因

目やにの原因で、もっとも注意が必要なのは流行性角《りゅうこうせいかく》結膜炎。「流行《はや》り目」とも呼ばれ、アデノウイルスが目に感染することで起こります。膿のような目やにが出る場合は、涙の通り道が詰まって炎症を起こす涙嚢炎《るいのうえん》を疑います。このほか、性感染症の原因菌が目に感染しても目やにが増えることがあります。

検査・診察

「たかが目やに」と侮らず、目やにの量や質に少しでも異変を感じたら、眼科、耳鼻咽喉科を受診します。流行性結膜炎が疑われる場合は、原因となるアデノウイルスが結膜に存在するかどうかを調べる検査を行います。涙嚢炎の場合は、医師による問診で、いつ頃から症状が出始めたのか、痛みや炎症、腫れの程度など症状をチェックするのが一般的です。

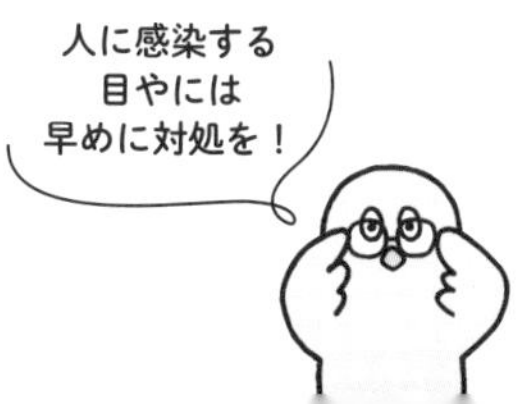

治療方法

流行性角結膜炎はウイルス性のため、有効な目薬はありません。**ウイルスに対する抵抗力をつけるため、しっかり栄養を摂り、十分な休息をとって体力を落とさないようにすることが大切**です。眼科での処方は、感染を広げないための抗菌目薬や、炎症を抑えるステロイド目薬などがあります。涙嚢炎《るいのうえん》には、抗菌薬の服用や眼軟膏《がんなんこう》のほか、膿が溜まっている場合は切開して取り出す場合もあります。

花粉やハウスダストなどアレルギー性の結膜炎が原因の場合は、抗アレルギー目薬や、抗炎症の目薬、ステロイド目薬などを使います。ただし、ステロイド目薬は眼圧を上げるリスクがあるため、処方については主治医に相談しましょう。ステロイド目薬を使用した場合は、症状が治った後に眼圧検査を受け、異常がないか随時確認することが重要です。

日常生活で気を付けること

流行性角結膜炎は失明するような病ではありませんが、人に感染してしまうことが大きな問題です。目やにが出るとつい手でこすったりしてしまいがちですが、原因となるアデノウイルスは非常に感染力が強く、目やにを触った手で物を触ると、そこにウイルスが2週間も残り続け、どんどん感染が広がります。**手洗いをしっかり行う、タオルの共用を避ける、目やにはティッシュで拭いてすぐに破棄する**など、感染を広げないよう十分気を付けましょう。

似ている＆派生する症状

ドライアイ……目やにが出る、目が乾く →p.40

逆さまつ毛……目やにが増える

瞼の痙攣

瞼のピクピクは
身体からのSOS！

- 片目だけ、または両目ともピクピクする
- 瞼を開け閉めするのが辛い
- 目がショボショボする

概要

瞼が突然ピクピクして止まらない。多くの人が一度は経験する瞼の痙攣は、片目だけに起こるか、両目で起こるかで深刻度が変わります。片目だけに起こる眼瞼《がんけん》ミオキミアであればそれほど心配は要りませんが、両目ともピクピクする眼瞼痙攣は要注意。進行すると瞼の開け閉めが困難になるなど、日常生活に大きな支障が出る場合もあり、早めの受診が必要です。

原因

片目が痙攣する眼瞼ミオキミアは、目の周りをぐるりと囲む眼輪筋が、意志とは関係なく収縮することで起こります。**筋肉が収縮する理由は、ストレスや睡眠不足、眼精疲労などといわれています**が、正確にはわかっていません。**両目が痙攣する眼瞼痙攣は、過剰なストレスによる神経の興奮や神経系の疾患、まれに脳の問題で発症する**ケースもあります。

検査・診察

まず眼瞼ミオキミアか眼瞼痙攣かの検査を行います。瞼を強くギューッとつぶった後にパッと開けられるかをチェックする「強瞬テスト」、瞬きを早くスムーズにできるかを見る「速瞬テスト」、そして〝ぽんぽこぽん〟のリズムに合わせて瞬きができるかを確認する「リズムテスト」の3つが一般的です。

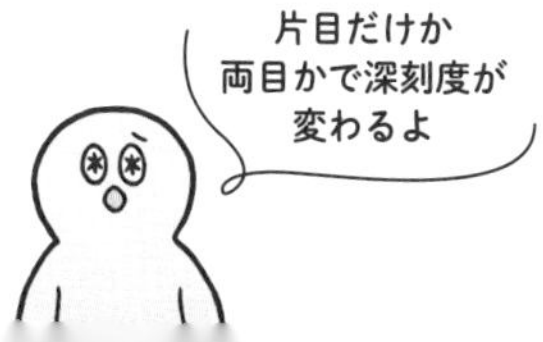

治療方法

眼瞼ミオキミアに対して適応のある薬はありません。自然に治ることがほとんどですが、眼科を受診した場合は**経過観察が一般的です。眼精疲労やドライアイなど、ほかに病気があれば、そちらの治療を優先されます。**

眼瞼痙攣の場合は、瞬きをする筋肉にボツリヌス菌毒素の注射を打ち、痙攣を抑える治療を行います。ボツリヌス菌毒素注射は、美容外科などでのシワ治療に使われることで知られていますが、これは表情筋の収縮を和らげ、シワの発生を防ぐというものです。同じように、瞬きをする筋肉に注射することで痙攣を抑えることができ、痙攣によるドライアイや頭痛といった症状も一緒に改善する可能性があります。

そのほか、筋弛緩薬や抗てんかん薬などの薬物内服療法や、瞼の筋肉や皮膚を短くする手術などで治療することもあります。

○日常生活で気を付けること

瞼の痙攣は体からのSOSなので、まずはストレスを溜め込まないことがいちばんです。スマホの利用を控えるなど、目を酷使しないようにするのはもちろん、睡眠時間をたっぷり確保して、身体もしっかり休めましょう。目元を温めて血流を促すのも、症状を和らげるのに有効といわれています。市販のホットアイマスクはもちろん、濡らして固く絞ったタオルを電子レンジで温めてホットタオルをつくり、瞼にのせるのもおすすめの方法です。

似ている&派生する症状

- 疲れ目……**瞼がピクピクする** ↓p.44
- 顔面痙攣……**顔面の筋肉が意志に関係なく痙攣する**
- チック症……**瞬きが増える**

早期の根本治療で
澄んだ瞳をキープ

充血

☑スマホやパソコンを毎日、長時間使っている
☑空調のきいた室内で過ごすことが多い
☑コンタクトレンズの装着時間が長い

概要

充血とは、目の表面の血管が拡張することで、目が全体的に赤く見える症状を指します。目の疲れやストレス、アレルギー性結膜炎、ドライアイ、睡眠不足など、充血の要因は多岐にわたっています。

白目が全体的に充血している場合は問題がないことがほとんどですが、黒目の周りが充血する場合は深刻な病の可能性もあるため注意が必要です。

原因

花粉やハウスダスト、細菌、ウイルスに対する炎症反応のほか、強烈な紫外線や乾燥、コンタクトレンズの長時間使用など外的な要因によっても起こりやすくなります。黒目の周りに見られる毛様充血の場合は、青紫色を帯びた充血で、緑内障やぶどう膜炎などの病気の可能性があります。

検査・診察

自分では原因の判断が難しいので、早めに眼科を受診しましょう。問診、視診、視力検査のほか、感染症の有無、眼圧検査を行ったり、涙の質や量を測ったり、細隙灯《さいげきとう》顕微鏡で充血の状態をチェックしたりします。

花粉やハウスダストなどアレルギーが原因と考えられる場合は、眼科だけでなく、アレルギー科でも診療が可能です。

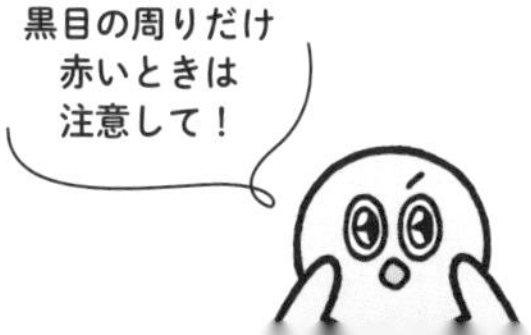

治療方法

充血の原因は多岐にわたるため、治療方法もさまざまです。黒目の周りが充血する毛様充血の場合は、手術後に起きやすい眼内炎やぶどう膜炎、緑内障の発作が考えられ、痛みや見えない、眩しいなどの症状も併発することが多いものです。この場合は、原因を特定し、適切な治療が行われます。

結膜炎の場合は、花粉などのアレルギーなら抗アレルギーの目薬を、細菌性なら抗菌の目薬を処方します。ウイルス性の場合は治療薬がないため、炎症を起こす物質を目に入れないようにするほか、しっかり栄養を摂って休息し、体力をつけて回復を目指すのがもっとも近道といえます。

また、充血止めの目薬もありますが、一時的に充血を解消するだけで、充血の根本原因の解決にはなりません。根本原因を断たないと、リバウンドしたり、悪化しやすくなるので、充血止めの目薬は使わない傾向にあります。

○日常生活で気を付けること

充血は目の疲れやストレスなどによっても起こりやすくなるため、スマホやパソコンを長時間見続けないようにしたり、休息をしっかりとるようにします。 また、コンタクトレンズの長時間使用を避け、目を休めることも大切です。そのほか、レンズの形状が目のカーブに合っていなかったり、破損があったり、汚れやゴミが付着しているといったことでも充血は起こりやすくなるため、コンタクトレンズの使用法やレンズの状態を確認しましょう。

似ている&派生する症状

結膜炎……**黒目の周りが充血する**
↓p.52

ぶどう膜炎……**炎症が強いと黒目の周りが充血する**
↓p.114

スマホ依存・身体の不調…
若年層にも広がる現代病！

老眼

- ☑ 本やスマホなどの小さい文字が読みづらくなった
- ☑ 遠くから急に近くを見ると、ピントが合いにくい
- ☑ 夕方になると見えにくくなる
- ☑ 本は読めるが、スマホが見えづらい

概要

「老眼」とは、目に備わるピント調節機能が低下した状態です。ピント調節に重要な役割を果たす水晶体や毛様体などの働きが加齢とともに衰え、近点（もっとも近くを見て網膜に像を結ぶ点）がだんだん遠くなっていき、手元が見えにくくなります。「目が老いる」と書くため誤解されがちですが、加齢以外にも要因があり、若い世代では「スマホ老眼」が増えています。

原因

若いときは、5ｍ先が見え、30㎝の手元も見える状態が一般的です。ですが、**だんだんとピントの合う幅が狭くなっていき、老眼が始まります。**この目のピント調節機能の低下を招く要因は加齢だけではありません。加齢によって水晶体や毛様体などピント調節に関わる組織の機能が加齢で衰えることをはじめ、疲労、風邪や発熱による体調不良、ガン、炎症性の病気などに罹患した場合もピント調節機能が低下することがあります。

また、近年ではスマホの見すぎによって、ピント調節機能が固まってしまうことが原因のスマホ老眼も増えています。

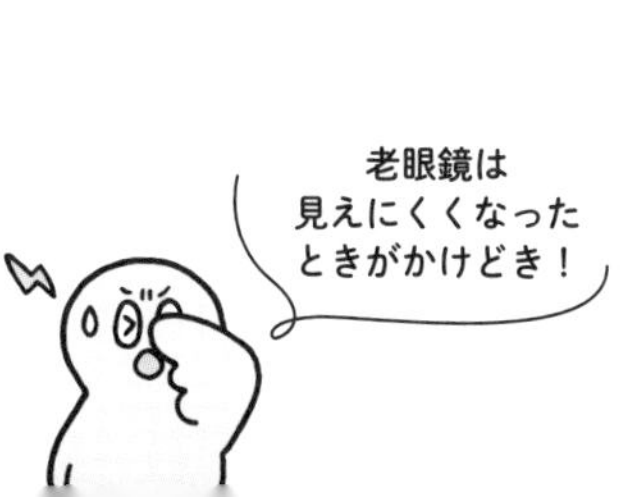

検査・診察

「以前は遠くも近くも同じように見えていたのに、最近は手元だけが見えにくくなってきた」――これが老眼のサインです。健康診断などで受ける一般的な視力検査は、どれくらい遠くを見ることができるかという「遠見視力」を調べる検査のため、手元が見えづらくなる老眼はなかなかジャッジできません。手元を見る視力がどれくらいかを調べる「近見視力検査」を受けるようにするとよいでしょう。

治療方法

スマホ老眼によるピント調節機能の低下を回復させるなら、100円均一ショップなどで購入できる、「＋2・0」程度の軽度の老眼鏡を使ったトレーニングを行うのがおすすめです。老眼鏡をかけた状態で5分ほど遠くを見たり、少し離れた場所からテレビを見ることで、ピント調節機能がリセットされるため、手元が見えやすくなります。

眼科で治療する場合はレーシックが選択肢として挙げられます。近視の治療法として知られていますが、目の表面の角膜をレーザーで削って光の屈折率を調整して視力を回復させるため、老眼治療にも応用できます。

また、**目の中に小さなレンズを挿入し視力を矯正する眼内コンタクトレンズ（ICL）治療には老眼用の眼内コンタクトレンズもある**ため、こちらも老眼改善に用いられる治療法です。レーシックのように角膜を削る必要がないのがメリットですが、保険適用外のため治療費が高額になることがあります。

そのほか、白内障手術を行い、多焦点レンズというレンズを入れると、手元も見やすくなります。

海外では老眼の治療のための目薬が出てきていますが、まだ日本では認可されていません。副作用もあることから、並行輸入などで使用する際は注意してください。

また、**「ガボール・アイ」という縞模様のパズルを行いながら、視覚からの情報を処理する能力を鍛える**ことで、視力を回復していくことも推奨できます（P.208参照）。限定的ですが、視力回復効果が科学的に実証されているので、家庭で行うのもよいでしょう。

日常生活で気を付けること

老化によるピント調節機能の低下をくい止めることは難しいものですが、加齢要因に対しては、**抗酸化物質であるテアニンやカテキンを含む温かいお**

茶や、ルテインを多く含むプルーンやアボカド、ほうれん草などの食品を積極的に取り入れることで、身体の中からダメージを軽減することができます。

また、スマホ老眼は、一点を長時間見すぎることで、ピント調節機能を酷使してしまうことで起こるため、スマホを操作するときは20㎝以上の距離をとるようにしましょう。そしてスマホを使い終わったあとは、遠くを見て目を休める習慣を。

似ている＆派生する症状

スマホ老眼……**スマホから目を離すと物が見えにくい**
→p.64

白内障……**視界がかすんで見える**
→p.86

緑内障……**物が見えづらくなる**
→p.92

目の万病の元!?
現代人の国民病

近視

☑ 手元は見えるのに
遠くの物が見えづらい

☑ 遠くを見るとき、
目を細めることが多い

☑ 親も近視だ

概要

手元は見えるのに遠くの物がぼやけて見えづらい症状のこと。眼球の形がラグビーボールのように前後方向に長くなり、本来合うはずの場所より手前でピントが合うために起こります。メガネやコンタクトレンズで矯正すれば視力を出すことができますが、近視は緑内障や白内障、網膜剝離《はくり》など、より深刻な病気が進みやすくなるため、早期発見・早期治療が大切です。

原因

近視になる原因は、はっきりとはわかっていませんが、**スマホやパソコン、読書など、手元を見る時間が多い生活環境が大きく影響している**と考えられます。また遺伝と関係があることもいわれており、両親のどちらか、あるいは両親ともに近視だと、子どもも近視になる可能性が高くなります。

検査・診察

眼科で視力検査を行いましょう。眼軸（眼球）の長さと、レンズである角膜、水晶体の屈折力をチェックして、異常がないか確認する検査を行います。検査自体は10分程度のものなので、時間もさほどかからないため、視力が落ちてきただけとメガネ店に直行するのではなく、一度、眼科できちんと診察を受けることをおすすめします。

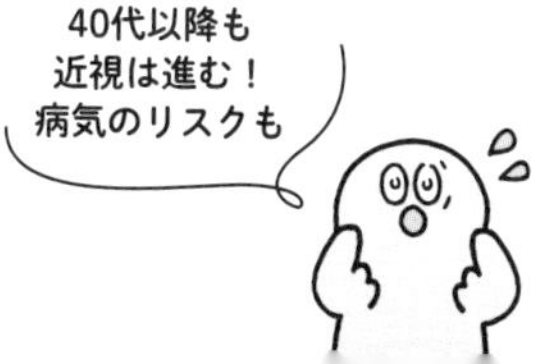

治療方法

治療というより予防法ですが、現在は**「低濃度アトロピン」という目薬のほか、寝ているときに特殊なコンタクトレンズを装着し、起きているときに裸眼で見えるようにする「オルソケラトロジー」という2つの治療法が知られています。**どちらも近視の進行を抑制する効果が期待できますが、医療保険で認められていないため、自費診療になります。

また、**近視を治す手術としては、「レーシック」や「ICL」が一般的**です。近視による見えにくさは改善できますが、その原因となっている眼軸の伸びを戻せるわけではないため、近視の進行によって起こる緑内障や白内障、網膜剝離などの発症リスクがなくなるわけではありません。手術したから大丈夫と楽観視せず、病気の予防のためにも、手術後も必ず定期検診を行うようにしましょう。

日常生活で気を付けること

外で光を浴びながらの軽い有酸素運動は、目にも身体にもよいといわれているため、**散歩やラジオ体操などを習慣にすることをおすすめ**します。ただし、屋外に出て紫外線を浴びると、目の細胞を酸化させるといわれているため紫外線カットが必要です。

似ている＆派生する症状

白内障……近視が強まると発症リスクが上がる →p.86

緑内障……近視が強まると発症リスクが上がる →p.92

「遠視＝視力がいい」はウソ！
目だけじゃない不調の元に

遠視

☑ 遠くを見るとき
目を細めてしまう
☑ 目が疲れやすい
☑ 集中力がない
☑ 読書や勉強が続けられない

概要

遠視は遠くが見えることから、「遠視の人は目がいい」と誤解されがちですが、それは軽い遠視の場合です。強い遠視の場合は、近くにも遠くにもピントが合わないためかなり見づらく、近視より厄介ともいえます。近くも遠くもよく見ようと常に目のピント調節機能を働かせることになるため、眼精疲労になりやすく、肩こりや頭痛などの不調が現れることがあります。

原因

遠視は眼軸の長さが短いことが主な要因です。これは遺伝的な要因が強い傾向にあります。そのほか、生まれつき眼球が小さい場合も起こりやすいといえます。

ちなみに、幼い子どもは眼球が小さく、眼軸が短いため、実はほぼ全員が遠視の状態です。とはいえ、身体が成長するとともに目も大きくなっていくので、ほとんどの場合、やがて自然と改善されていきます。

検査・診察

視力検査で目の「屈折異常」の有無を調べます。眼軸が短いと、網膜より後ろでピントが合ってしまうため、遠視という診断になります。

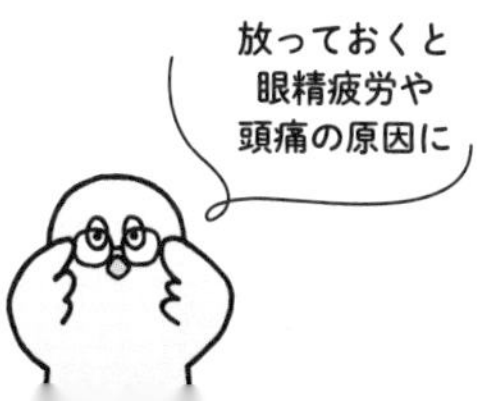

治療方法

大人の遠視は、メガネやコンタクトレンズで視力を矯正していくのが基本的な対処法となります。ＩＣＬのような視力を矯正する手術もありますが、遠視そのものを根本的に治す治療法は、今のところないのが実情です。

子どもの遠視の場合は、成長に伴い、少しずつ改善していくことがほとんどです。しかし、まれに目の成長が遅く、強い遠視が続くことがあります。この場合はきちんと治療をしておかないと、視力が出ないまま大人になってしまうこともあるため、早期発見・早期治療が重要です。

日常生活で気を付けること

スマホやパソコン、読書、勉強など、近い距離で物を見たり、作業したりするときは、１時間おきに手を休め、遠くを見て目を休ませましょう。

また、スマホやパソコンを見るときは瞬きの回数を意識的に増やす、ディスプレイの照度を上げすぎないようにする、画面としっかり距離をとることなどが大切です。
そのほか、目元を温めたり、目によい食事を心がけることも、遠視によって起こる眼精疲労の解消に役立ちます。

似ている&派生する症状

疲れ目……近くも遠くも見えづらく目が疲れる
↓p.44

斜視……ピントを合わせようと寄り目になる
↓p.82

水晶体の歪みで進行する！
物が二重に見える！

乱視

- 片目だと物が二重に見える
- 目を細めないと文字が読めない
- 目が疲れる
- 暗い場所で物が見えにくい

概要

乱視とは、角膜あるいは水晶体のどちらかに歪みがあるため、ピントがぼやけてしまう状態を指します。片目で物が二重に見えるのも乱視の特徴です。人間の身体は重力の影響を受けているため眼球に歪みは生じるものですが、見え方に異常がなければ特別な治療は不要です。日常生活に支障をきたすほど見えづらい場合は、メガネなどでの矯正や手術を行います。

原因

目のレンズの働きをする角膜や水晶体が歪むために、焦点が合わなくなることで起こります。この歪みは加齢とともに変化していくため、乱視が進んでいく傾向にあります。症状としては、歪んだレンズに光が入ると、焦点が一点に定まらないため、ぼやけて見えたり、二重に見えたりします。

検査・診察

乱視の場合、目の屈折状態や見え方に異常がないかを、機器を用いた視力検査で調べます。さらに、「乱視表」と呼ばれる放射線の図表を用いて、線がどのように見えるかで歪みの程度をチェックします（P.18参照）。線がぼやけて見えたり、線の濃さに差があるように見えたりする場合は、メガネなどによる矯正が必要です。

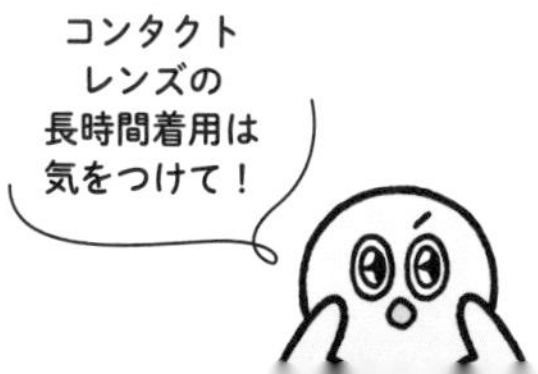
コンタクトレンズの長時間着用は気をつけて！

治療方法

角膜の歪みが原因であれば角膜に対する治療を、水晶体の歪みであれば水晶体の治療を行います。

角膜の歪みによる乱視は、メガネやコンタクトレンズで視力を回復することができます。

白内障による水晶体の乱視の場合は、白内障手術の際、目の中に入れるレンズを乱視矯正眼内レンズにすることで改善できることがあります。ただし、乱視にも補正しやすい乱視とそうでもない乱視があり、眼球を一方向から潰したような形に歪んでいる「正乱視」の場合は補正が可能ですが、凸凹に歪んでいる「不正乱視」の場合は難しくなります。また、乱視を抑えることはできますが、メガネほど精密ではないため、歪みによる見えにくさをゼロにできるわけではないのが実情です。

○日常生活で気を付けること

目をかくと眼球を圧迫して歪みを生み、乱視を進行させる原因となるので注意が必要です。メガネやコンタクトで矯正し、余計な負担をかけないようにしましょう。

また、角膜が傷つき、炎症を起こすと乱視につながりやすくなるため、角膜を傷つけないよう、スマホなどで手元を長時間見すぎないこと、コンタクトレンズを長時間着用しないことも大切です。

似ている&派生する症状

疲れ目……**ピント調節で目の疲労が進む**
↓p.44

近視・遠視……**乱視と併発すると見えづらくなる**
↓p.70・74

白内障……**光の屈折が不均一になり乱視を引き起こす**
↓p.86

見た目だけじゃない！
命に関わる病の可能性も

斜視

- ☑人と目線が合わない気がする
- ☑目がとにかく疲れやすい
- ☑歩きスマホをよくしてしまう

概要

斜視とは、右目と左目の視線が違う方向に向かっている状態を指します。見た目だけの問題と思われがちですが、斜視があると、立体で物を捉える力が弱くなったり、遠近感がわかりにくくなったりと、仕事や日常生活に支障をきたすことがあります。また急に斜視になった場合は、脳動脈瘤など脳の病気の可能性があるため、早めに検査を受けることをおすすめします。

原因

斜視の主な原因は、筋肉のバランス不良です。眼球には、筋肉が上下左右に4本、斜めに2本ありますが、これらの筋肉のバランスが崩れてしまうと、どちらかに引っ張られ、目が寄ってしまうのです。

強い遠視やスマホの見すぎによって筋肉のバランスが崩れるほか、神経や左右の目で見たものを脳でひとつにする力（両眼視）の異常も考えられます。

検査・診察

眼位（両目の位置）のずれを調べる「眼位検査」を行います。両目をペンライトで照らす角膜反射法や、片目を隠して眼球の動きを観察する遮閉試験のほか、立体視や奥行き感覚の状態を調べる検査を行うこともあります。

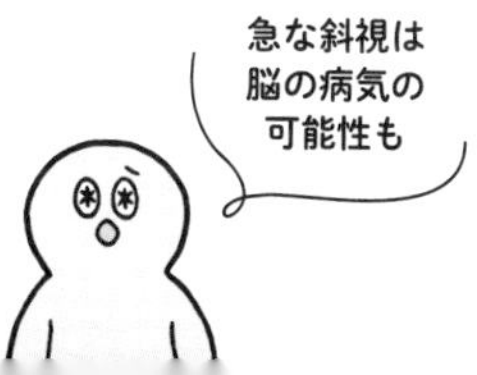

治療方法

小児の場合は遠視があってなることもあり、その場合はメガネが必要になるほか、早期の手術が必要になることもあります。**軽度の場合は何もせず、様子を見るのが一般的です。強度の場合は手術することがあります。**斜視の手術では、目を動かす筋肉のついている位置をずらして縫い合わせ、右目と左目のバランスを整えることで、両目がまっすぐ向いて見えるように調整します。将来的に筋肉のバランスが崩れて再び目の位置がずれる、本来の目の位置がずれているために、手術で目の位置を戻した際に物が2つに見えてしまうなど、メリットだけでなく、デメリットもあることを理解しておきましょう。

このほか、**ボツリヌス菌毒素注射を使った最新の治療法もあります。**目の筋肉に直接ボツリヌス菌毒素を注射し筋肉の収縮力を弱め、眼位を調整するというものです。手術よりリスクが低いことがメリットではありますが、注射のため効きがまちまちなこと、1回の注射では効果が出にくいことや、ごく一部の施設でしか行われていないことが問題点として挙げられます。

日常生活で気を付けること

目の疲労が強くなると、目線をまっすぐに保つことが難しくなり、眼位がずれやすくなることがあります。そのため、**パソコンやスマホの使いすぎを控えたり、眼精疲労をケアしたりすると斜視を抑えやすくなります。**目が疲れたら遠くを見たり、ホットタオルなどで瞼を温めたりして疲れをとって。

似ている&派生する症状

遠視……子どもで遠視があると斜視になりやすい
→p.74

斜位……片目を隠すと目の位置が斜視のように外れる

ほぼ100%の人が発症!?
加齢以外の要因も

白内障

- テレビや映画の字幕が見にくい
- 月が2、3個に見える
- 太陽の光が眩しく感じるようになった
- 目が重くてうっとうしい

概要

白内障は目のレンズである水晶体が濁る病気。目に入った光がレンズが濁ることで遮られ、物が見えづらくなります。40代以降から症状が見られるようになり、一度濁ってしまった水晶体は元の状態には戻りません。世界の失明原因の1位となっている怖い病気ですが、現在では研究が進み、さまざまな予防法や対処法、安全性の高い手術が開発されています。

原因

年齢を重ねていけば、ほぼ１００％の人が白内障になります。もっとも多い原因としては「加齢」が挙げられますが、紫外線をたくさん浴びたり、目をかくなど目に大きなダメージを与えたり、糖尿病など目の濁りを出現させる病気を患っている場合は、年齢にかかわらず白内障の発症リスクが高まります。

検査・診察

白内障の検査には、主に「視力検査」、「眼圧検査」、「屈折検査」、「細隙灯顕微鏡検査」、「眼底検査」があります。

「視力検査」にはメガネをかけずに視力を測る「裸眼検査」と、メガネをかけた状態で行う「矯正視力検査」があり、どちらも椅子に座ってランドルト環（Cの字）の向きを答える検査です。裸眼視力はその日の体調などによっ

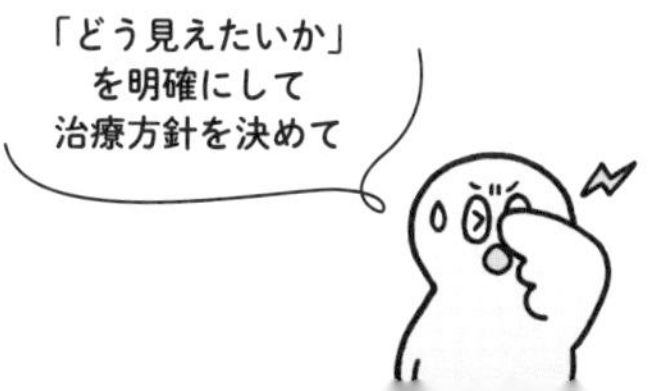
「どう見えたいか」
を明確にして
治療方針を決めて

ても変化するため、医学的には矯正視力を用いることが多く見られます。

「眼圧検査」では、眼球に空気を吹きつけ、その瞬間の凹み具合で目の硬さを測ります。目がパンパンに張っているときは「眼圧が高い」、柔らかいときは「眼圧が低い」といい、眼圧が高いと緑内障というより深刻な病気になりやすくなります。白内障が進むと眼圧が上がって緑内障を併発することがあるため、早期発見・早期改善につながるとても重要な検査となります。

「屈折検査」は、近視・遠視・乱視の度数がどれくらいなのかを測る検査です。機械にあごをのせて中を覗き込み、風景や気球、家のような絵を見て、ピントがどこで合うかで目の光の屈折率をチェックします。

「細隙灯顕微鏡検査」では、帯状の光を目に当てて、より詳しく観察するほか、「眼底検査」では目の奥の血管や視神経、網膜などの状態を調べます。複数の検査を行うことで、白内障の有無はもちろん、進行具合を把握していきます。

治療方法

一度白く濁ってしまった水晶体が自然に元に戻ることはありません。そのため、**治療は目薬や飲み薬で症状の進行を遅らせるか、濁ったレンズを人工のレンズと交換する手術を行うかのどちらか**になります。

白内障の進行を予防する薬は主にタチオン®、カタリン®・カタリンK®などの目薬が使われ、水晶体が次第に白くなり、白内障になっていくのを食い止める働きがあります。飲み薬には、チオラ®や漢方薬の八味地黄丸《はちみじおうがん》、牛車腎気丸《ごしゃじんきがん》などがありますが、いずれも副作用があるため注意が必要です。

手術の場合は、濁った水晶体を取り除き、人工のレンズと交換します。手術はたいてい局所麻酔で行われ、5~10分程度で終わることがほとんどです。黒目に2~3㎜の傷をつけて水晶体を包んでいる袋を破り、濁った水晶体を取り去って人工のレンズを挿入し傷を閉じます。

白内障の手術で使われる眼内レンズは、患者さんの希望に沿って主治医と相談のうえ、決めます。「遠くをよく見えるようにして手元を老眼鏡にする」「ほどほどに見えるようにして手元は老眼鏡にする」「基本的にメガネをかけていて手元は裸眼で見えるようにする」など、自分にとっての見えやすさにこだわり、細かく設定することも可能です。

また、症状の進行度合いにもよりますが、目薬や飲み薬で進行を遅らせて様子を見ることもできます。治療の選択肢がいくつかある場合は、医者にいわれるままではなく、しっかりと話を聞き、自分でも調べてから決めることが大切です。でないと、手術に成功しても「思ったほどよくならなかった」「むしろ不調を感じる」と感じてしまう可能性があるので注意しましょう。

日常生活で気を付けること

紫外線が目に入ると、水晶体が紫外線を吸収して、そのダメージが水晶体に蓄積され、白内障が進行しやすくなります。そのため、**外出時にはサングラスをかけるか、つばの広い帽子をかぶり、紫外線が目に入り込むのを防ぐ**ことが必要です。また、白内障の手術後は、目の中で細菌が増殖し、強い炎症を起こす「眼内炎」に要注意。処方された目薬をきちんと差すことはもちろん、激しい運動、飲酒、感染症リスクが高まるプールなどは控えましょう。

似ている＆派生する症状

緑内障…白内障を放置すると緑内障が進行することがある
→p.92

ぶどう膜炎…炎症や治療薬の影響で併発することがある
→p.114

日本人の失明原因第1位
早期発見＆治療が鍵に

緑内障

- ☑ 家族が緑内障を患っている
- ☑ 視界がかすんで見える
- ☑ 視界の端に黒い点が見える
- ☑ 視野が狭くなった気がする
- ☑ 眼圧が高いといわれた
- ☑ 以前よりも視力が落ちた

概要

緑内障は視神経が傷み、視野が部分的に欠けていく病気です。失明に至る病気として知られていますが、通常の緑内障であれば、早期に発見し、適切に治療を行えば急に視野が欠けたり、失明したりすることはほぼありません。しかし、私たちの目は両目で視野をカバーしており、初期・中期では症状を自覚しにくいため、40歳を過ぎたら定期検診を受け予防に努めましょう。

原因

緑内障のはっきりとした原因はわかっていませんが、**眼圧が非常に重要な因子**であるといわれています。しかし、「正常眼圧緑内障」の場合は、眼圧が正常値であっても視神経が弱いことで引き起こされるため、眼圧の数値にかかわらず治療が必要になります。

そのほか、**高血圧や低血圧、高血糖、睡眠時無呼吸症候群、運動不足なども緑内障の発症リスクが高くなる**傾向にあります。

検査・診察

緑内障は、初期・中期では症状を自覚しにくいため、眼科での定期検診がとても大切です。検査には、視野の欠け具合を診る「視野検査」、眼球の硬さを測る「眼圧検査」、目の奥の状態を調べる「眼底検査」、目の外側と内側の

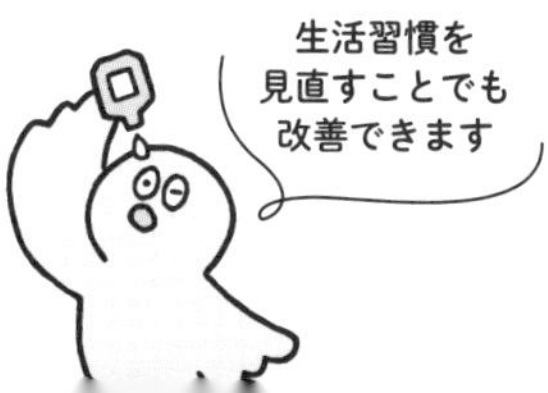

状態を観察する「細隙灯顕微鏡検査」、網膜の断層像を確認する「ＯＣＴ（光干渉断層計）検査」などがあります。緑内障は眼圧が深く関係するため、眼圧検査だけでよいと思われがちですが、眼圧に異常がない「正常眼圧緑内障」を見逃してしまうことがあるため、複数の検査を受けることが重要です。

そのほか、問診・視診を受けたあと、視力・屈折検査で視力と近視や乱視の有無をチェックし、細隙灯顕微鏡検査で目の状態や緑内障に関連するほかの原因も調べます。また、眼圧計などで眼圧を測り、細隙灯顕微鏡検査に隅《ぐう》角鏡《かくきょう》を組み合わせて行う隅角検査で緑内障のタイプも併せて確認します。

視神経の状態は、眼底カメラやＯＣＴで調べることができます。ＯＣＴが広く使われるようになり、視野が欠ける前の緑内障の発見が可能になりました。さらに、角膜の柔軟性を考慮して、眼圧を精密に測定できる「角膜ヒステリシス」などの検査もあります。

治療方法

緑内障の治療には、目薬による薬物療法、レーザー治療、手術の3つがありますが、緑内障のタイプによって治療方針が決定されることがほとんどです。

一般的な治療の基本は薬物療法です。まずは眼科に通院し、眼圧の平均値を計算して基準となる眼圧を見極め、目標眼圧を設定します。そこで目薬が処方され、ようやく治療がスタートします。点眼を続け、眼圧が目標値にまで下がればこのまま目薬での治療を続けますが、数値が下がらない場合は、目薬の種類の変更や追加が行われます。それでも眼圧が下がらなかったり、視野の欠損が進んでしまったりする場合は手術やレーザー治療を検討します。

ただし、緑内障の手術やレーザー治療は、視野を元に戻すものではなく、あくまで眼圧を下げることのみを目的としているため、特殊なケースを除いては視野が回復することはほぼありません。あくまでこのまま放置すると失明に向かう可能性が高いという場合にのみ選択するものと考えておくのが無難です。また、中心視野にダメージがある場合は、手術のわずかな刺激が引き金となって中心視野が欠けてしまうこともあるため、後悔しないためにも、自分でリスクや注意点を調べることも大切です。そのうえで、主治医とよく相談し、治療に臨みましょう。

日常生活で気を付けること

緑内障には血圧や血糖値も関係するといわれているため、それぞれ**治療をきちんと受けるのはもちろん、日々の食事の栄養バランスや運動習慣などに気を配ることもとても大切**です。血糖値が高めでも糖尿病の治療を受けるほどでもない場合は、白米を玄米に替えたり、ベジタブルファーストを心がけるなどして血糖値が急激に上がりにくい食事を意識しましょう。

また、毎日の睡眠時間は7〜9時間が適切だと考えられています。そのほか気を付けたいのが睡眠時無呼吸症候群です。酸素が十分に行き渡らず、神経や身体にダメージを与えて視野が悪くなるため、CPAP（シーパップ）という機械やマウスピースなどを使った治療を行いましょう。

さらに、運動不足も緑内障のリスクを高めます。早歩きやジョギングなど、少し息が弾む程度の運動を習慣にすることで血流が促され、視神経のダメージ回復を早めることができます。

似ている＆派生する症状

近視……近視が強いと緑内障のリスクが高まる
→p.70

白内障……白内障を放置すると緑内障が進行することがある
→p.86

近視がある人は注意！
謎の物体が視界に浮かぶ

飛蚊症

- 視界の中に黒い点が見える
- 半透明の物体が視界にチラついて見える
- 左右に目を動かすと、視界の中の物体が遅れてついてくる

概要

「糸くずや半透明のカエルの卵のようなものが視界にチラつく」、「視線を動かすとその物体も一緒に動く」などの症状を飛蚊症といいます。加齢による見え方の変化のひとつですが、近視の人ほど多く見られます。原因は水晶体の奥にあるゼリー状の部分である硝子体の汚れです。多くの場合は心配ありませんが、網膜剥離の前兆として起こることもあります。

原因

加齢や強度近視によって硝子体が濁ることで起こりやすくなります。硝子体は本来透明なものですが、加齢によって濁りが生じると、その濁りの影が網膜に映し出され「浮遊物」として見えるようになります。硝子体の汚れは加齢によるシミのようなものなので、多くの場合は特に問題はありません。

検査・診察

眼底検査を行い、網膜剥離や網膜裂孔《れっこう》など、ほかの病気が隠れていないかを調べます。「物が歪んで見える」、「見えづらい」など、ほかの症状が同時に起こっている場合は網膜剥離の前兆だったり、ぶどう膜炎、糖尿病などで起こっている可能性がまれにあります。また、近視が強い場合は、目の奥に穴が開く網膜裂孔が起こりやすくなるため注意が必要です。

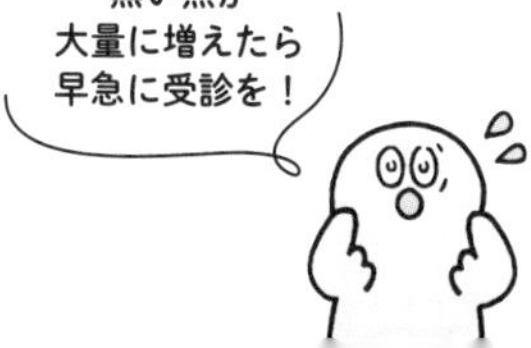

治療方法

硝子体の汚れが原因で経過観察することがありますが、「視界に白っぽい浮遊物が少しチラついて見える」、あるいは「視界の中に黒い点が見えるがその数は変わらない」という場合は、**一応眼科でのチェックが必要**です。ただし、視界の中のゴミのようなものが少し浮いているといったレベルではなく、**ブワッと大量に舞っているように見える場合は、失明の危険性があるため早急に眼科を受診**し、適切な治療を受けましょう。

硝子体の汚れが原因の場合は、レーザーや手術を行うこともありますが、保険診療では行われないものとなります。

日常生活で気を付けること

近視が原因の飛蚊症もあるため、スマホやパソコンなど手元を見つめすぎる作業はほどほどにしましょう。スマホやパソコン画面の照度を下げたり、部屋の照明も蛍光灯のような真っ白な光ではなく、暖色系の光にしたりすることで、感じ方の負担が減る場合があるので、検討するのもよいでしょう。そのほか、寝不足もよくないので、ライフスタイルを見直すことも大切です。

似ている&派生する症状

ぶどう膜炎……虫が飛んでいるように見える →p.114

硝子体からの出血……糸くずや虫などが浮いているように見える

黄斑変性

物を見る中心を蝕む
目の生活習慣病

- ☑ 物がぼやけて見える
- ☑ 視界の中央が暗い、または薄い
- ☑ 線が歪んで見える
- ☑ タバコを吸っている

概要

物を見るときにもっとも重要となる「黄斑」が変性する病気です。60歳以上に起こりやすく、発症すると網膜の中心部に出血やむくみが起こり、視野の中心部が見えづらくなったり、線が歪んで見えるようになります。失明に至ることもある深刻な病気ですが、生活習慣が強く影響するため、日々のルーティンを見直すことで予防や症状の進行を遅らせることができます。

原因

加齢により老廃物を処理する働きが衰えることで、網膜の細胞や組織がダメージを受け、発症すると考えられています。そのほか、**紫外線やブルーライトによるダメージ、喫煙、緑黄色野菜不足、脂質の摂取が多いといった生活習慣でも発症リスクが高まる**ことがわかっています。

検査・診察

黄斑変性は症状を自覚しにくく、気づいたときには症状が進行していることもあるため、年に一度は眼科を受診し、検査を受けておくと安心です。検査は「視力検査」と、黄斑部分の状態を細かく見る「OCT（光干渉断層計）検査」が一般的です。また病院でも使われる「アムスラーチャート（P．20のマス目）」で自己検査し、日頃から見え方に異常がないかチェックしましょう。

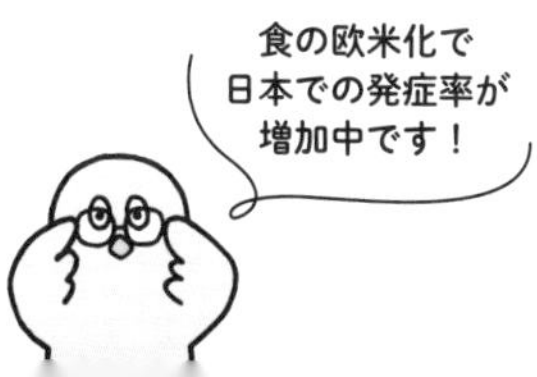

治療方法

治療の方法はいくつかありますが、注射がメインとなります。注射には抗VEGF抗体という薬が一般的に使われます。効果は非常に高いものの、注射液は1本10万円台、それを両目に打つことになるため、費用がかなり高額となります。保険診療が適用されますが、治療効果を得るためには最低でも3〜4回は続けなければならないため、それなりの金額になることを覚えておいてください。

費用がかさむからと通院をやめてしまい、日常生活が困難になるほど視力が低下してしまったという人も少なくありません。一度落ちてしまった視力を回復させることは難しいため、通院をいきなりやめてしまうようなことはせず、無理なく治療を続けるにはどうしたらよいか、通院のペースや薬剤の種類など主治医に相談することをおすすめします。

◯日常生活で気を付けること

緑黄色野菜を積極的に摂ったり、油物を控えたりするなど、網膜に負担をかけない食事を意識することが大切です。また光の刺激から目を守ることも重要なので、**外出時にはサングラスをかける、夜寝るときは部屋の明かりを暗くして寝る**などの対策を講じてください。そのほか、喫煙もさまざまな研究で黄斑変性の原因のひとつであることが明らかになっているため厳禁です。アルコールも同様で、ビールなら1杯ぐらいに留めましょう。

似ている＆派生する症状

白内障……**加齢によって起こるため併発することもある**

↓p.86

生活習慣病……**喫煙や食生活の乱れで発症リスクが高まる**

見た目だけじゃない！
病気のサインに要注意

眼瞼下垂

☑瞼が重くて持ち上げるのがつらい
☑視野が狭くなった
☑頭痛や肩こりが増えた
☑「眠そう」といわれがち

概要

瞼が下がって目が開きにくくなり、見えづらくなる状態を眼瞼下垂といいます。瞼が眼球に重く被さって目が小さく見えるため、見た目の問題と思われがちですが、命に関わる病気が隠れていることもあるため注意が必要です。急に片目だけ瞼が重く開きにくくなった場合は、脳梗塞や脳動脈瘤などほかの疾患が疑われるため、早めに眼科や脳外科を受診しましょう。

原因

眼瞼下垂は、眼瞼挙筋という瞼を持ち上げる筋肉の衰えや、瞼の皮膚のたるみなどによって起こります。また、ハードコンタクトレンズを長時間使用している人は瞼が下垂しやすい傾向にあります。レンズが硬い異物として瞼の裏にある筋肉を傷つけ、引き延ばしてしまうことが原因といわれています。

検査・診察

まずは診察で眼瞼の動きや瞼の筋力、上瞼と瞳孔の位置などをチェックし、「視力検査」、「眼圧検査」、「眼底検査」などで目に異常がないかを調べます。片目の瞼だけが重く下がってきた場合は、脳梗塞、脳動脈瘤など、ほかの病気が疑われるため、脳外科を受診してCTやMRIなどで精密検査を行います。

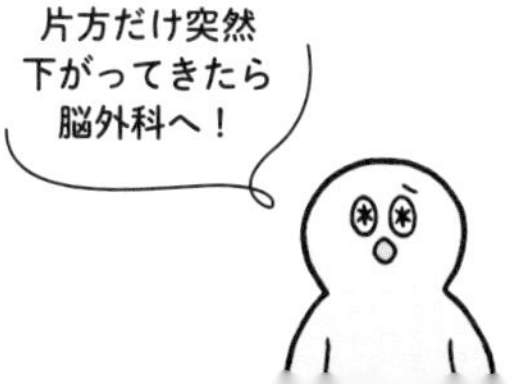

治療方法

眼瞼下垂の治療には手術が必要です。眼瞼下垂の手術は形成外科でも行われていますが、眼科はあくまで「見えやすさ」という機能を重視するため、瞳孔に瞼が被さってきて、**上瞼の縁と黒目の中央部の距離が3～3・5㎜以下になると手術を検討**します。手術は瞼の皮膚の余っている部分をとったり、瞼を上げる筋肉を強くするように縫い合わせるというような方法で行われます。

そのほかにも、手術にはさまざまな方法が使われるので、主治医とよく相談しましょう。

手術は麻酔注射を行うため痛みを感じることはほぼありませんが、麻酔の注射を打つ際に少し痛みを感じることがあります。

日常生活で気を付けること

眼瞼下垂は瞼をこすることでも起こりやすくなるため、アトピー性皮膚炎など**目をかくクセがある人は気を付けましょう。**また、毎日のアイメイクや二重メイク用のテープの使用なども瞼の負担になりやすいので気を付けてください。

また、ハードコンタクトレンズの長時間使用も眼瞼下垂につながりやすいため、帰宅したらすぐ外し目と瞼を休めるようにしましょう。

似ている＆派生する症状

脳の病気……**脳梗塞、脳動脈瘤などによっても起こる**

たるみ……**まつエクが眼瞼挙筋に負担をかけ下垂を起こす**

見えない雪や砂嵐が舞う
新しい目の病気

ビジュアルスノウ

- 光が散って見える
- 雪が降っているように見える
- 視界に小さな浮遊物が見える
- メンタルが不安定だ

概要

雪が降っているように見える、あるいは昔のテレビの砂嵐のようなものが舞って見える病気です。比較的新しく、発症率も高くないため、詳しい原因や治療法はまだ確立されていません。飛蚊症よりももっと視界の妨げになるため非常にストレスを感じやすくなります。1204人を対象にした研究によると、罹患者の平均年齢は24・5歳と比較的若いことがわかっています。

原因

ビジュアルスノウは比較的新しい病気のため、まだ確かな原因はわかっていません。現在、さまざまな研究がなされていますが、ある研究報告では、罹患者の51・7%に偏頭痛が、41・4%にうつ症状などが認められることから、**脳や心因性の不調と関連があるのではないかといわれています。**

検査・診察

突然視界が不良になったときは眼科に駆け込む人がほとんどです。しかし、ビジュアルスノウは心因性の不調との関連が疑われるため、眼科の検査では原因を特定できず、「異常ありません」といわれてしまうことがあります。ビジュアルスノウの患者を診てくれる眼科や神経内科を受診するのが今のところの得策です。

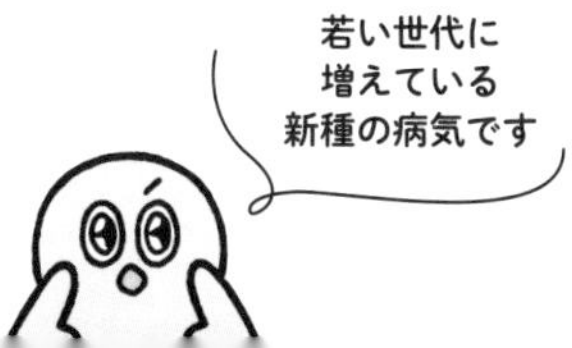

治療方法

原因が特定されていないため治療法も確立されていませんが、**現在では飲み薬での対応がメイン**となります。

いくつかの治療薬を調べた海外の研究によると、もっとも効果を上げたのがラモトリギンという抗てんかん薬で、これを使用した人のうち19・2%に症状の改善が見られたというデータがあります。ただし、5割の人にアレルギー反応や眠気といった副作用が出ているのが現状です。

また、**この薬は眼科では処方できないため、まずは神経内科でビジュアルスノウの症状を診てもらってからの処方となります。**

そのほかには、色付きメガネをかけて強い眩しさを軽減するという対処法もあります。

日常生活で気を付けること

ビジュアルスノウは、目に症状が出ているものの、脳や心因性の不調が関わっていると考えられているため、**なるべくストレスを溜めないように、マインドフルネスやヨガなど、心身をリラックスさせる習慣を取り入れて**みるとよいでしょう。

また、神経系の回復を促すため、**睡眠の質を高めることも大切**です。

似ている&派生する症状

- 脳の病気……**脳への異常な電気信号が原因といわれる**
- 耳鳴り……**耳鳴りの症状が現れることがある**
- 片頭痛……**片頭痛を起こすことがある**

進行スピードが早く失明リスクのある病気

ぶどう膜炎

- 目がかすんで見える
- 視力が落ちた気がする
- 目が充血している
- 虫が飛んでいるように見える

概要

ぶどう膜炎とは、眼球の中で起こる炎症のことです。発症すると、視力の低下やかすみ目、目やに、飛蚊症、眩しさを感じやすくなるといった症状が、片目または両目に現れます。

原因はさまざまで、感染性と非感染性の大きく2パターンがあり、細菌性の場合は進行が早いため注意が必要です。治療が遅れると失明に至ることもあるため早めに受診しましょう。

原因

ぶどう膜炎の原因はいろいろあり、「原田病」、「ベーチェット病」、「サルコイドーシス」など、自己免疫作用によって起こる病気がよく知られていますが、高度な医療機関で精密検査を行っても5～6割程度しか原因を特定できません。原因不明のぶどう膜炎も全体の30％ほどの確率で発症しています。

検査・診察

ぶどう膜炎の場合、「視力検査」、「眼圧検査」、「細隙灯顕微鏡検査」、「眼底検査」、「視野検査」、「蛍光眼底造影検査」などの眼科検査のほか、「血液検査」や「胸部X線検査」、「ツベルクリン反応検査」などの全身検査も行うなど、多岐にわたる検査を行います。

また、必要に応じて目の組織採取を行うこともあります。

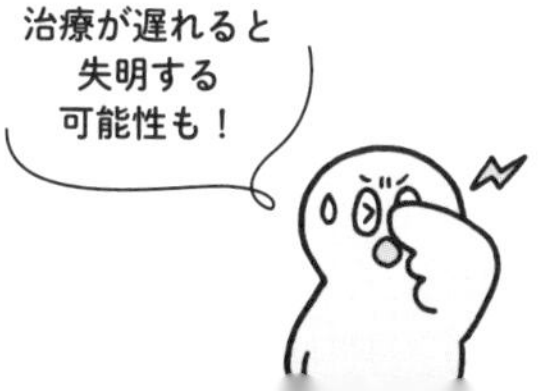

治療方法

感染性、非感染性ともに、炎症を抑える治療がメインとなります。ただし、感染性の細菌やウイルスなどが原因の場合は、炎症を抑えてしまうと、せっかく細菌やウイルスと戦っている免疫も抑えてしまうことになるため、ただ炎症を抑えればいいわけではなく、加減が難しい治療です。

また、原田病、ベーチェット病、サルコイドーシスに代表される非感染性のぶどう膜炎が原因の場合は、炎症を抑えながらも、副作用が少なく、長時間使いやすい免疫抑制剤などが使われます。

最近では、海外でデキサメタゾンインプラントという新しい治療法も開発されています。これはデキサメタゾンというステロイド剤を網膜に持続的に投与できるインプラントなのですが、まだ実験段階で実用化には至っていません。しかし、研究が進めば治療として使われる日もいずれ来るでしょう。

○日常生活で気を付けること

ぶどう膜炎は非常に稀な病気であり、なかなか完治しづらいため、症状が落ち着いている状態をキープできるよう上手く付き合っていくことが大切です。原因はいろいろありますが、自己免疫疾患によっても発症しやすくなるため、**刺激全般を与えないことが大切**です。ストレスフルな生活や寒冷刺激を避ける、また日々の食事では刺激物を控えましょう。アルコールは炎症を強めるため、控えるか、量を減らすようにしてください。

似ている＆派生する症状

白内障……長期のステロイド治療や炎症で併発しやすい→ p.86

緑内障……長期のステロイド治療や炎症で併発しやすい→ p.92

飛蚊症……虫が飛んでいるように見える→ p.98

角膜びらん

角膜の皮が剝けてしまう
激しい痛みを伴う病気

☑目を開けて
いられないほど痛い
☑コンタクトレンズを
常用している
☑ドライアイだ
☑光が眩しく感じられる

概要

角膜のいちばん外側の上皮層がベロッと剝けてしまう状態のことを角膜びらんといいます。激しい目の痛みや充血、眩しさ、涙が止まらないといった症状が起こります。目薬できちんと治療を行えば予後はよく、1週間ほどで軽快しますが、治療を怠ると、朝起きたときに瞼を開けただけでも皮が剝けてしまうほど剝がれやすくなってしまうため治療の継続が必須です。

原因

角膜びらんは、スキー場でゴーグルをつけず、紫外線ダメージを受けてしまったり、コンタクトレンズを外さずに寝てしまったり、強く目をかいたりこすったりしてしまうことで起こりやすくなります。またドライアイによって目が乾燥することでも起こります。

検査・診察

細隙灯顕微鏡を用いて、角膜の状態を詳しく調べます。患者の目に帯状の細い光を当て、目の表層部分を観察し、この検査によって角膜びらんの程度や状態を把握します。

また、ウイルスや細菌の感染が疑われる場合は、びらん部分に病原体がいないかどうかの検査をすることもあります。

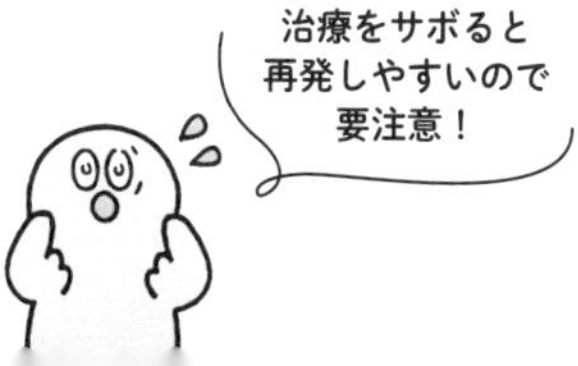

治療方法

角膜びらんに罹患しているときは、眼球がいわば剥き出しの状態のため、特に**細菌やウイルスなどの感染に気を付けるのが第一**です。そのためには、目の表面をうるおいの膜で守れるように、ドライアイに処方されるのと同じ、ヒアルロン酸やムコスタ、ムチンなどの成分が入った目薬を処方されるのが一般的です。

感染が疑われる場合は、抗ウイルス目薬や抗菌目薬、眼軟膏、内服薬などが処方され、治療していきます。

そのほか、角膜びらんでも点状に傷がつく点状表層角膜症の場合は、通常の角膜びらんよりも痛みが少ないため、気づかないうちに自然治癒することもあります。

○日常生活で気を付けること

スキー場ではゴーグルを、海ではサングラスをかけ**紫外線を目に浴びないようにしましょう。**パソコンやスマホを使う時間が長い人は瞬きを忘れがちになるため、意識して瞬きをしたり、目薬を活用したりして、**目の乾燥を防ぐことも有効**です。そのほか、**目元を温めて血流をよくすることもおすすめ**です。

また、コンタクトレンズを外さず寝てしまったり、ケアが不十分だった場合も起こりやすくなるので、必ず外すようにし、目の清潔を保ちましょう。

似ている&派生する症状

再発性角膜びらん……**起床時に瞼を開けただけで角膜上皮が剥がれる**

充血……**白目が赤くなる**→ p.60

光や虹が見えたら注意！
深刻な病の前兆

光視症

☑目がしょぼしょぼする
☑目が乾燥している
☑物が光って見える
☑虹のような物が見える

概要

視界にキラキラとした物が見える光視症《こうししょう》は、網膜剝離や緑内障の前兆症状です。光ではなく虹のように見える人もいます。そこに光がないのにキラキラと感じてしまう場合は光視症ですが、日常的な光を眩しく感じてしまう場合はほかの病気が考えられます。失明につながるほどの症状ではありませんが、放置していいわけではないため早めに原因を特定し対処しましょう。

原因

光視症は、目に問題がある場合と、脳に問題がある場合があります。目に問題がある場合は、網膜剥離由来なら網膜についている硝子体が剥がれる際の刺激、緑内障由来なら神経細胞が死ぬ際の刺激が電気信号となって脳に伝わることで光って見えます。脳や神経に問題がある場合は、脳や神経に何らかの電気信号が伝わり、それを脳が光っていると認識するために起こります。

検査・診察

光視症は詳しい原因や病態が解明されていないため、受診の基準はありません。とはいえ、目や脳に大きな病気が潜んでいることで引き起こされている可能性が考えられるため、眼科と脳外科の両方を受診されることをおすすめします。頭痛やふらつきを感じる場合は、神経内科または脳神経外科の優先を。

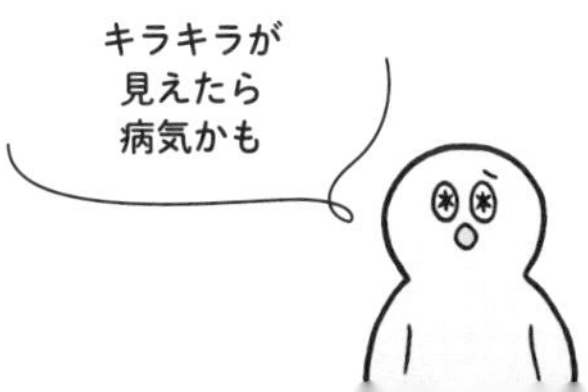

治療方法

光視症自体は病気ではないので、特に治療の必要はありません。とはいえ、検査で何の異常がなくても、光視症が悪化してしまうこともなかにはあります。逆に、自然と症状が消えていくこともあり、100%解明されていないのが実情です。

ただし、**「キラキラして見える」という症状がある場合は、網膜剥離、網膜裂孔、眼底出血、ぶどう膜炎、緑内障、飛蚊症といった深刻な目の病気の前兆として現れることがあります。**

その場合は、早急に眼科を受診し、原因の特定をするために検査を行う必要があります。病気の前兆であることが特定できたら、それぞれの病気に対する治療を行うことで症状を改善することができます。

日常生活で気を付けること

光視症は、網膜剝離や網膜裂孔、緑内障などの前兆として発症することがあるので、できることとしては、**生活習慣を見直し、目に負担のない生活を送ることがいちばん**です。

それには、バランスのよい食事や適度な運動、適切な睡眠、ストレスケアを心がけることで、目の健康を維持しやすくなります。喫煙や飲酒はほどほどに留めるほか、目をかく、こするといったクセも直せるとよいでしょう。

似ている＆派生する症状

飛蚊症……**併発することが多い**

↓p.98

ぶり返す痒みが辛い！
季節を憂鬱にする

花粉由来トラブル

☑ 目やにがサラサラしている
☑ 目が痒い
☑ 充血している
☑ 鼻水が出る

概要

花粉症による目のトラブルに結膜炎があります。結膜炎は目に起こるアレルギー症状の一種。目やにはさほど多く出ませんが、強い痒みや白目の充血、目の異物感、涙の量が増えるといった症状が現れやすくなります。花粉はスギだけではないため、症状が出る季節は人それぞれです。重症になると「春季カタル」といい、より強い痒みや目の痛みを感じやすくなります。

原因

スギ、ヒノキ、イネ、ブタクサなど、アレルギーの原因物質のひとつである花粉が目に侵入することで結膜炎は起こります。身体を守っている免疫細胞の働きが活発になり、ヒスタミンという物質が大量に放出され、知覚神経が刺激されることで痒みを感じやすくなるのです。

検査・診察

花粉による結膜炎では、問診のほか、光で目の中を細部まで観察し、傷や炎症など異常がないかを調べる「細隙灯顕微鏡検査」などの基本的な検査を行います。

どの花粉に反応しているのかのアレルゲンを正確に特定する場合は、「血液アレルギー検査」を行う場合があります。

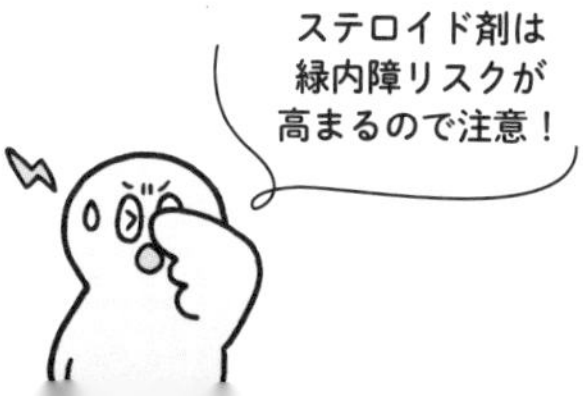
ステロイド剤は
緑内障リスクが
高まるので注意！

治療方法

花粉による結膜炎の治療は目薬で行うのが一般的です。目薬にはさまざまな種類があり、通常は抗アレルギー剤やステロイド剤が処方されます。ステロイドは、目薬のほかにも、瞼の痒みがある場合にはステロイド軟膏が処方されることもあります。ただし、いずれも眼圧を上げるという副作用があり、緑内障が引き起こされることがあるため、注意が必要です。

重症度の高い春季カタルの場合は、免疫抑制剤を処方する場合があります。

唯一、根治を目指せる治療法に舌下免疫療法があります。これはアレルギーの原因である花粉を舌下に少量投与することで、身体をアレルゲンに慣らし、症状を軽くしていくというものです。根本治療になりますが、治療期間2〜3年、効果の維持にさらに3〜4年はかかるため、かなり根気のいる治療法といえます。

日常生活で気を付けること

可能な限り花粉を吸い込んだり、目に付着させたりしないことがいちばんです。鼻はマスクで覆い、目はメガネやサングラスでガードしましょう。また、**涙の量を増やして涙の質を改善すると、花粉を目から押し流せるようになるため、症状を和らげるのに効果的**です。そのほか、ホットタオルや手のひらで瞼を温めると、瞼のマイボーム腺から出る油の出がよくなるため、目の中のうるおい蒸散を防ぎ、アレルゲンからのバリア力も高まります。

似ている＆派生する症状

ドライアイ……**マイボーム腺機能不全で目がゴロゴロする**
→p.40

目の痒み……**結膜に炎症が起こって痒みが出る**
→p.48

充血……**白目が赤くなる**
→p.60

失明の可能性もある
自己免疫性の希少疾患

甲状腺由来トラブル

- 物が二重に見える
- 目が突出してきたような気がする
- 目が充血している
- 上瞼が腫れている

概要

甲状腺由来のトラブルは自己免疫疾患のひとつ。甲状腺の病気によって分泌された物質が眼球の周りにある脂肪や筋肉などを攻撃することでさまざまな病気を引き起こします。瞼の腫れや赤み、視力低下、眼球の突出といった症状のほか、目の動きが悪くなることで物が二重に見えることもあります。眼球の突出は、目の乾きや痛みを感じやすくなります。

原因

甲状腺由来の目のトラブルは、甲状腺機能亢進症（バセドウ病）に関連して起こりやすくなります。自己抗体が甲状腺組織を攻撃することで、目の周囲に炎症が起きたり、目の動きが悪くなったり、眼球の位置に異常が起こりやすくなります。

検査・診察

甲状腺由来のトラブルの場合、眼科で行える検査は、問診のほか、瞼の腫れや炎症、眼球突出の状態、目の表面に傷がないかなどをチェックする視診があります。

そのほか、眼窩《がんか》のMRI撮影を行い、瞼の裏の筋肉の腫れや炎症が起こっていないかを調べたりします。

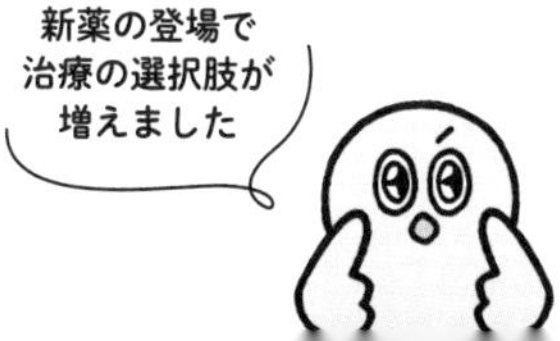

治療方法

甲状腺による目のトラブルのひとつである**甲状腺眼症の初期は、点滴や注射で炎症を抑えます。症状が強く出ている場合は、ステロイドの点滴療法を行うのが一般的**です。また、複視（物が二重に見える）が現れている場合は、メガネでの補正のほか、斜視の手術を行うこともあります。

眼球の突出が著しい場合は、目の周りの骨を部分的に削って眼窩内の圧力や突出を軽減する手術を行うことがあります。

また、最近ではテプロツムマブという新薬が承認されました。甲状腺眼症患者を対象にした試験では89％が眼球の突出が2㎜戻ったと報告されており、大掛かりな手術をせずとも、症状を軽減できる可能性があることから、大きな期待が寄せられています。

日常生活で気を付けること

甲状腺由来の目のトラブルは、身体の不調が影響しやすいといえます。特に、**ストレス、寝不足、喫煙は、甲状腺眼症の発症リスクを高める3大危険因子といわれているため、生活習慣を見直すことが大切**です。

とはいえ、寝不足や喫煙は改善できますが、ストレスをゼロにすることはあまり現実的ではありません。ヨガやマインドフルネスなど、自分なりのリラックス方法を見つけ、こまめに取り入れるとよいでしょう。

似ている＆派生する症状

充血……**白目が充血する**
↓p.60

バセドウ病……**眼球が突出する**

糖尿病が引き起こす3大合併症のひとつ

糖尿病由来トラブル

- 血糖値が高めだ
- 高血圧である
- 糖尿病を発症している
- 喫煙している

概要

糖尿病由来の目のトラブルに網膜症があります。網膜症は糖尿病の合併症のひとつで、高血糖によって血液がドロドロの状態になり、網膜の血管が傷ついて視力が低下していく病気です。発症すると、かすみ目や飛蚊症、視野がチカチカと光って見えるといった症状が現れます。日本人の失明原因第1位の緑内障に比べ、若い世代でも失明になる傾向があります。

原因

網膜症は、糖尿病によって引き起こされる目の病気です。血糖が高い状態が続くことで、網膜に張り巡らされている血管に負担がかかり、網膜に出血や白斑が現れたり、硝子体に出血が起きたりします。そのほかにも、網膜剝離による視力低下が起こることがあります。

検査・診察

糖尿病に起因するため、内科との連携が必須になります。内科だけでなく、定期的に眼科を受診し「眼底検査」を行いましょう。糖尿病網膜症は、気づいたときには増殖糖尿病網膜症となって大きな出血が起こったり、続発緑内障を発症し、失明に至るといったことが起こり得ます。視力低下が起こる前段階で治療を受けることが大切です。

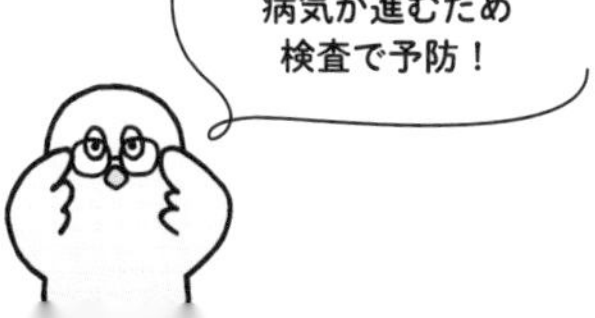

治療方法

初期段階では、食事で血糖コントロールを行うことで、重症化を予防することができます。

中期になると、毛細血管の閉塞が進行し、網膜の出血や白斑などの症状が現れるようになるため、レーザー治療を検討します。レーザー治療は、レーザーによって出血部分を焼き固めることで、さらなる出血を食い止めるもので、視力を上げたり、糖尿病網膜症自体を治したりするものではありません。

後期にまで進んでしまうと、硝子体出血や網膜剝離を合併した増殖糖尿病網膜症などが起こり、失明リスクが一気に高まるため、手術が必要になります。硝子体手術では、出血や混濁した硝子体の除去、網膜症の鎮静化などにより、視力の回復が期待できることもあります。

日常生活で気を付けること

糖尿病網膜症を進行させないためには、食事で血糖値をコントロールすることがもっとも効果的です。日々の食事では、白砂糖や精製された小麦粉を含む食べ物は血糖値を上げやすい傾向にあるため、病気の進行を防ぐためにも極力控えたほうがよいでしょう。白米を玄米に替えたり、野菜から先に食べるなどの工夫をするだけでも、血糖値の急上昇を抑えることができるので、できることから始めてください。

似ている＆派生する症状

白内障……糖尿病になると白内障の発症が早まる →p.86

緑内障……糖尿病になると緑内障リスクが高まる →p.92

黄斑浮腫……黄斑がむくむ病気。糖尿病の合併症として起こる

✕ 緑を見るのは目にとっていいこと

↓

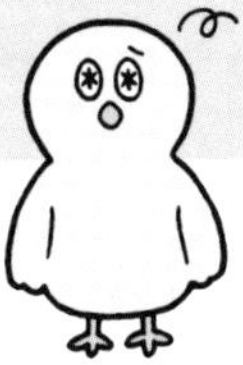

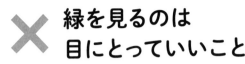

○ 正しくは、「緑ではなく、遠くを見るとよい」です

以前より「緑を見ると目によい」といわれていますが、重要なのは、色ではなく距離なので、これは誤解です。目によいというのも漠然としていますよね。正しくは「習慣的に遠くを見ると近視が進行しづらくなる」です。遠くは具体的にどのくらいの距離かというと、科学的には2m以上とされています。さらに、自然の中で過ごすと、目のダメージやストレスを軽減することができるため、自然の中で過ごすことは目にとってメリットになります。

第3章

「見える目」でいるために自分でできること

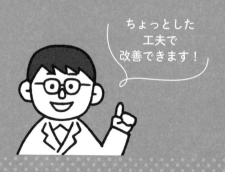

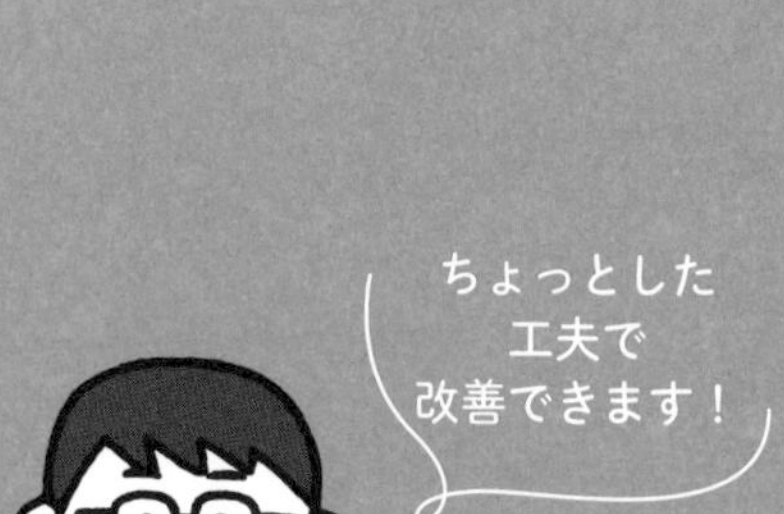

目の定期検診は40代以降の必須事項！

企業や地方自治体で行う定期検診には、大人の目の健康を守るためにもっとも必要な「眼底検査」があまり含まれていません。**「眼底検査」は、失明原因トップ5に入る疾患の診断に不可欠な検査で、特殊なカメラで眼底の血管や網膜、視神経などの状態を細かくチェックできる大変重要なものです。**

たとえ視力が1・0でも、失明の危険性の高い病気になることがあるため、視力検査だけでは不十分といえます。また眼圧検査も緑内障予防に役立つといわれていますが、眼圧が正常な緑内障もあるためこれだけでは安心できません。

そしてもうひとつ、**片目の病変に気づけることも定期検診のメリットです。**私たちは両目で物を見るため、たとえ片目の視力が低下しても、もう片方の目でカバーされ、病気の進行に気づけないことがあります。眼科検診では必ず片目ずつ検査を行うため、自覚しづらい病態も明らかになり早期に手を打つことができます。

また、たいていの目の病気は緩やかに進行します。視力が低下しても、脳が情報を補って見えているように認識させている部分もあるため、知らぬ間に病気を進ませてしまうことが少なくありません。しかし、定期検診を行い、目のかかりつけ医を見つけておけば、こうした事態を未然に防ぐことができるのです。目の病気は生活の質を著しく低下させます。一生、見える幸せを噛みしめていたいからこそ、定期検診は忘れずに行ってください。

これが本当に正しい目薬の選び方&差し方

眼科専門医としておすすめできる目薬の選び方は、まず「防腐剤無添加」のものです。これは目に優しく、傷つきにくいからという理由があります。

次に大事なのは余計な成分が入っていないものです。**市販薬の目薬に入っている有効成分はわずかなので、シンプルな処方のほうが安心**です。また、目薬をポーチに入れっぱなしだったり、たまにしか使用せず、同じ目薬を長期間使っている方もいますが、雑菌が繁殖しやすくなることを考えると、**1か月で使い切ることが大切**です。

また、目薬は差し方次第で効果が異なることはあまり知られていないうえ、正しく差せている人は少ないのが現状です。

目薬を差しても大して効果がないと感じている人は、ぜひ下記の差し方を実践してみてください。緑内障の場合、目薬を正しく差せているかどうかで、眼圧を下げる効果が約2倍違ったということも過去にあるので、緑内障に限らず効果を実感できるはずです。

効きが違う！

正しい目薬の差し方

① 手をキレイに洗う

目に雑菌などが入ると感染症などのリスクがあるため、必ず先に手洗いを。目薬を開けたら蓋は逆さに置くか、小指で持つ。

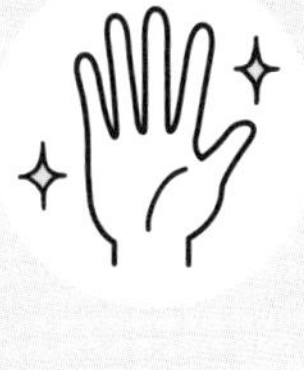

② 目薬は1滴で十分

指で下瞼を下げ、真上、もしくは目頭や目尻の横から目薬を1滴差す。指がブレる場合は下の「げんこつ法」がおすすめ。

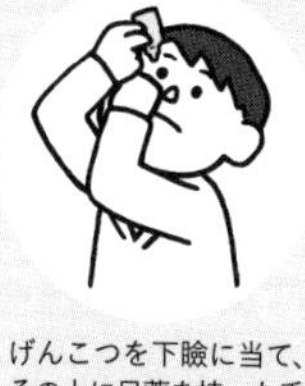

げんこつを下瞼に当て、その上に目薬を持った手をのせる。安定した状態で目薬が差せる。

③ 目を閉じて1分待つ

点眼後は、目を閉じて目頭を1分程度軽く押さえてじっと待つ。瞬きをしたり、ティッシュですぐに拭いてしまうのはNG。

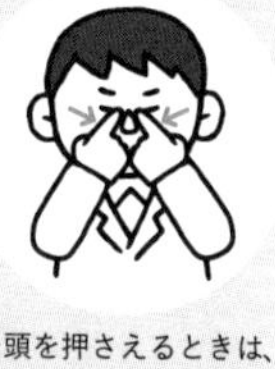

目頭を押さえるときは、眼球に向かって押すのではなく、鼻筋に向かって押さえるのが正解！

目を洗うという行為は実は拷問に近いこと

今から30〜40年ほど前までは、「プールから上がったら水道水で目を洗いましょう」といわれていましたが、現在では「プールではゴーグルを使用し、水道水での洗眼は控えましょう」と指導されるようになりました。これは**慶應大学病院の研究で水道水の刺激が角膜を傷つけ、目に悪影響を及ぼすことが明らかになった**ためです。

顔を洗うように水道水でジャブジャブ**目を洗うと、目のうるおいを守る大切な涙の成分も一緒に洗い流してしまったり、目の中の菌バランスが崩れ、**

感染症にかかりやすくなったりと、逆効果になることが多いのです。

　では洗眼液ならいいかというと、それもあまりおすすめできません。カップを使い終わったあとに消毒をしていればよいのですが、サッと水で洗ってポンと置いておくだけの人がほとんどかと思います。それでは雑菌が繁殖し、その雑菌を目に入れてしまうことになるため、かえって目を傷つけることになります。また、長期間、防腐剤が含まれた緑内障の目薬を使い続けると角膜障害を起こすことがあるのですが、洗眼液に入っている防腐剤でも目を傷つける可能性があります。そういう意味でも、カップを使った洗眼はあまりおすすめできないのです。

　目に異物が混入して辛いなどの緊急時は、清潔な洗面器に水をはり、水の中でパチパチと瞬きをしましょう。外出時なら、たくさん瞬きを繰り返すだけでも、涙が分泌されて異物を押し流しやすくなります。

ピント調節機能を高める、有効視野を広げるトレーニング

筋トレと同じように、目のピント調節機能を上げられるトレーニングがあります。**いちばん簡単なのは指を使う方法で、指を目から30㎝ほど離した位置にセットして10秒見つめます。**10秒たったら、今度は6m先を10秒見つめます。これを10セット繰り返すだけという簡単なものですが、本来の「目で見る力」をしっかりと養うことができます。

また、「視野」を広げることにはなりませんが、今ある視野を上手く使えるようにするためには「有効視野」を広げるという方法があります。本来は「脳

知覚トレーニング」で視野を広げるのが有効ですが、その代わりとして、**新聞紙とペン1本でできる、有効視野を広げるトレーニング**もご紹介しておきます。

新聞の株式欄を両手で持ち、株式欄の中心を両目で見つめます。株式欄の中心の位置にペンなどで印をつけておいてもよいでしょう。その中心が目からまっすぐの位置に来るようにセットしたら、両目で中心にピントをピッタリと合わせます。次に、片方の目を閉じ、もう片方の目で株式欄の中心を見つめます。そこから眼球を動かさずに、見える範囲をさらに広げるように意識してください。見えにくいところが出てきますが、そこを一生懸命見ようと頑張ることでトレーニングになります。これを毎日2～6分（両目）ほど行うと、有効視野が広がり、以前よりも見えやすくなるため、習慣にして続けてみるとよいでしょう。

お肌の大敵である紫外線は目にも悪影響あり！

紫外線によるダメージと聞くと、女性なら日焼けしたり、シミができたりなどを思い浮かべることでしょう。実は、この紫外線ダメージは、肌だけでなく、目も受けています。**目の場合は、紫外線を浴びると、レンズの役割を担っている水晶体がダメージを受けます。そのダメージが水晶体に蓄積され続けることによって、白内障が進行しやすくなる**のです。

目には、肌のように日焼け止めクリームを直接塗ることができないため、サングラスで目を守るのが簡単かつ効果的な防御方法といえます。サングラスは、紫外線吸収率の高さで選ぶことが重要で、実はサングラスの色は関係ありません。視界が暗くなって見えにくい、サングラスをつけるのが恥ずかしいという人は、紫外線カット率の高いレンズを使用しているメガネでもOKです。

メガネもサングラスも苦手だという人は、つばの広い帽子や日傘で目に強い光を取り込まないようにするとよいでしょう。

紫外線は365日降り注いでいて、曇りの日でも晴れた日の60％は地面に到達しているといわれています。「今日は曇っているから」と油断し、無防備な状態で外出してしまうと、知らぬ間に目の奥に紫外線ダメージが蓄積されることになってしまいます。短時間での外出でも、サングラスや帽子などで目を守ることを忘れないようにしてください。

メガネ店でメガネをつくる前にしておいてほしいこと

メガネはメガネ店に直接行ってつくることもできますが、**単なる視力低下だと思っていたら、緑内障で視野が欠けていて見えづらくなっていたということもあり得るので、眼科を受診してからメガネ店でメガネをつくるという順番がベスト**です。

メガネをつくるときにポイントが2つあります。ひとつは「レンズ」です。見え方に大きな問題がなければ格安のレンズでも構いませんが、視野が欠損する緑内障や強度近視の場合は、目への負担や見えやすさを考えると、性能のよいレンズを選ぶことがとても重要です。また、「度数の合わせ方」も注意が必要です。遠くをはっきり見たいからといって、1・2や1・5に合わせようとする人が少なくありませんが、緑内障や強度近視の人の場合は、遠くに合わせすぎると、近くを見るときにエネルギーを消費して目が疲れやすくなってしまいます。目の病気や見え方に問題がある場合は、「目が疲れないこと」を優先して度数を決めるのがよいでしょう。

2つめのポイントは「フレーム」です。フレームが大きいほうがメガネの性能としては高く、視界も広くなります。目の病気などがある場合は、フレームの大きなメガネをつくったほうが快適に見えるといえます。

そのほか、紫外線カット機能付きのレンズは白内障予防にもなっておすすめです。ブルーライトカット機能付きのレンズに関しては、ブルーライトを完全に遮断できるわけではないため、そこまで重要ではありません。

スマホやパソコンのブルーライトは本当に悪者？

スマホやパソコンなどの液晶画面から発せられるブルーライトは目によくないといわれているのを、ご存じの方も多いと思います。

確かに、ブルーライトをたくさん浴びると、睡眠の質が下がることはこれまでの研究で明らかになっていますが、**目に関してはブルーライトをカットすることが本当によいことなのかは、まだはっきりとわかっていません。**最近の研究では、「可視光線の青色の近くの紫色や赤色の光を浴びたほうが近視は進まない」という報告さえあります。また、**人の一日の体内リズムを整**

える重要な役割も果たしているため、100％カットしてしまうと逆に身体に支障をきたすこともあり得ます。

とはいえ、眼科の医学会で「ブルーライトは目によくない」と指摘されたのは確かです。それはブルーライトがとても強い光のため、長時間見ることで目の負担となるためです。だからといって、ブルーライトカットメガネの使用を推奨しているわけではありません。ブルーライトカットメガネやフィルムはメーカー主導で推奨されているものであり、それもブルーライトを完全に遮断できるわけではなく、カット率は30〜50％程度です。まったく意味がないわけではありませんが、気休め程度と思っていたほうがいいでしょう。

それでもブルーライトによるダメージが気になるのであれば、デジタルデトックスをする、スマホやパソコンの長時間の使用に気を付ける、画面からの距離をしっかりとる、といった対策をとるほうがよほど効果的といえます。

コンタクトレンズを付け続けると起きるトラブル

コンタクトレンズが誕生したのは1940年頃といわれています。使い捨てコンタクトが日本で発売されたのは1991年のこと。まだ歴史の浅い物なので、何十年も付け続けたときデメリットがあるのかはよくわかっていません。そのため、何年間なら付け続けていいということは明確にはいえませんが、**50代ぐらいになるとコンタクトをやめてメガネにシフトする人が増える傾向にあります。**その理由は、涙の量が減ってきたり、老眼が進んでコンタクトだと手元が見えにくくなったり、目の病気になったりとさまざまです。

皮膚の細胞は傷ついても治って元に戻るため細胞の数はほぼ一定ですが、黒目の細胞である角膜内皮細胞は、1回減ると元に戻りません。加齢や目の手術、コンタクトレンズの長期使用などの要因で角膜内皮細胞は弱り、その数も減っていきます。そしてこの細胞が極端に減ると、黒目が白くなってしまい、見えづらくなるため角膜移植手術が必要になります。

角膜内皮細胞は減る一方だとわかると、どこかのタイミングでコンタクトをやめないといけないと思うかもしれません。しかし、コンタクトレンズが使えなくなることで自信をもって人前に出られなくなるなど、毎日が後ろ向きになってしまっては意味がありません。休肝日のようにコンタクトを休む日をつくり、おしゃれをする日にだけ使うなど工夫しながら上手に付き合っていくとよいでしょう。

目のトラブル別に最適な睡眠時間がある

睡眠が目の健康のために大切なのはいうまでもありませんが、時間が確保されているだけでなく、「質」も充実していることがとても重要になります。**睡眠の「質」を上げるもっとも簡単な方法は、朝日を浴びること**です。網膜が太陽の光を感じることでセロトニンという物質が分泌されます。それを元に14〜16時間後に眠気を起こすメラトニンという物質が分泌され、夜の入眠がスムーズになるのです。また、寝るときは部屋を暗くする、ベッドに入ってからはスマホを見ない、うつ伏せで寝ない、硬すぎず適度に柔らかさをもった枕を使うことも眠りの質を上げる意識したいポイントです。

また、**睡眠時間は多すぎても少なすぎてもよくありません。**5時間未満だと細胞の回復が完了できず、10時間以上だと何らかの病気があったり、睡眠の質をかえって低下させてしまうことがあります。また、睡眠中は目に酸素が十分に供給されにくくなるため、ダメージを与えてしまうこともあります。

糖尿病網膜症の人は6時間未満9時間以上だと目の奥が出血しやすいといわれていたり、7時間未満は近視が進みやすい、7時間未満9時間以上は緑内障リスクが高まるといった症状別の報告もあります。

これらを踏まえると、目のトラブルが現時点でない場合は、6～9時間が目の健康のための適切な睡眠時間といえるでしょう。睡眠のリズムをいきなり改善することは難しいものですが、質、量ともによい睡眠をとることは、自分でできることのひとつですから、ぜひ習慣化してみてください。

スマホやゲームと目のちょうどいい付き合い方

今や子どもから大人まで、スマホやゲームと無縁で生活している人は皆無といっていいでしょう。昨今では、前述のとおり、子どもの近視や10代・20代のスマホ老眼をはじめ、大人の眼精疲労や老眼など、デジタルデバイスの普及によって、幅広い世代で目のトラブルが増えています。

とはいえ、今となってはスマホやゲームを手放すことは難しく、目にかかる負担を最小限にしながら、上手に付き合っていく方法を模索するほうが現実的です。

海外では、**目の健康を保つための「20‐20‐20ルール」というものがあります。これは、「20分間デジタル端末の画面を見たら、20秒間、20フィート（約6m）遠くを見つめる」というもの**です。実際にやろうと思うとなかなか忙しなく、かえって仕事や勉強の妨げになることもあるため、完璧にできなくてもせめて30分ぐらいに1回はスマホやゲームの画面から離れ、休みを入れるように心がけてみましょう。

また、**スマホやタブレットを使う際、画面の照度と距離も重要**です。明るさは中、または中より下ぐらいに設定するとよいでしょう。スマホやゲームは、特に夢中になると、どんどん画面に目を近づけてしまいがちです。画面からの距離は30㎝以上を目安にして、近づきすぎないように気をつけてください。

老眼鏡をかけ始めるタイミングの目安は？

「老眼鏡をかけると老眼が進む」というのは大きな間違いです。老眼は老眼鏡をかけようがかけまいが進むものであり、逆にかけたからといって老眼の進行が止まるわけでもありません。本を読んだり、手元での作業を行ったりする際に見えにくくなった、どこに焦点を合わせたらいいのかわからないと感じたら、老眼鏡を用意するとよいでしょう。

老眼鏡にはメガネと同様に度数があり、老眼を認識してすぐの段階では度数1の老眼鏡、40～50㎝離さないと手元が見えにくい場合は度数2と、度数の強度が変わってきます。老眼は日に日に進行するものなので、度数を更新していく必要が出てきます。もし、手元が見えなくなっても我慢して、限界がきてからやっと老眼鏡をつくったとした場合、度数1からのスタートではなく、いきなり度数3からのスタートになるだけなので、結局は同じこと。早く使い始めるか遅く使い始めるかの違いだけなのです。それならば、我慢したりせず、快適に見えるほうがよいと思いませんか？

ただ、**早く老眼鏡をつくるメリットがひとつあります。それは、遠近両用の老眼鏡をつくりやすいということ。**なぜなら、遠近両用の老眼鏡は慣れるまでに時間がかかるため、老眼の程度が軽い段階で使っておいたほうが度数の差が小さく、慣れやすいのです。老眼がかなり進行してからつくると、遠近の度数差が大きくなり、目が疲れやすくなるなど不自由を感じることがあるので注意してください。

目にもよい効果をもたらすお風呂の入り方

入浴は、湯船にゆったりと浸かるだけで、疲れた心身を効率よくリラックスモードへとスイッチできる、とても手軽な健康法のひとつです。

心身への健康効果の中には、目への健康効果も、もちろん含まれています。例えば、**入浴の目にとってのメリットとして、簡単に目を温められることが挙げられます。**市販のホットアイマスクや蒸しタオルなどを使って温めることもできますが、湯船に浸かったついでに、お湯に浸して絞ったタオルを瞼にのせて温めるほうが、より簡単で続けやすいといえるからです。

スマホやパソコンで酷使した目を休めることができるだけでなく、まつ毛の生え際にあるマイボーム腺と呼ばれる油分を分泌する器官を温めることで油の出をよくすることができるというメリットもあります。涙のうるおいバランスが整い、涙の質が向上することで目に輝きが戻ります。

目の健康によいお湯の適温には諸説あり、「高めの温度でヒートショックプロテインを増やしたほうがいい」という意見もあれば、「ヒートショックプロテインを増やすアクションがかえって目にダメージを与える」といった意見もあり、判然としていません。38度ぐらいを目安に、自分が心地よいと思える温度で入浴するのがよいでしょう。入浴時間もいちばんリラックスできる長さで構いませんが、30分以上になる場合は入浴前に必ずコップ1杯の水を飲み、脱水状態を防いでください。脱水状態になると血液がドロドロになりやすく、目にかかる負担が大きくなることもあるので注意が必要です。

カラコンを付け続けると黒目が小さくなる!?

瞳を大きく魅力的に見せたいというニーズから、黒目の色を変えるカラーコンタクトレンズや黒目を大きく見せるタイプのコンタクトレンズの人気が高まっているようです。若い世代だけでなく、昨今では40代の女性でも愛用者が多いといわれています。

これらのコンタクトレンズは、自分の魅力を高めるツールとしてはよいのだと思いますが、**眼科専門医の立場からすると、目にとってはあまりよいとはいえません。**なぜなら、一般的なコンタクトレンズに比べて酸素透過率が低いものがあるからです。

「酸素透過率が低い」とはどういうことかというと、**装着している間レンズに覆われている黒目がずっと酸欠状態になっている**ということを意味します。酸素を送るために、白目から黒目に血管が入り込んでくるようになってしまうため、黒目が小さく見える可能性があるのです。黒目の大きさや黒目の色をより魅力的に見せるために使っているのに、本来の瞳を小さくしてしまうのでは、本末転倒になってしまいます。**使い続けることでだんだん黒目が小さく見え、ますます使わずにはいられなくなるという悪循環に陥ってしまうこともあります。**そうならないためにも、一生見える目のためには何が最善かをよく考えて、通常のコンタクトレンズを使用する日も間に挟み、使用頻度を減らすなどして、上手に付き合っていけるとよいでしょう。

アイメイクやまつエクが目に与えているダメージ

アイメイクもまつエク（まつ毛のエクステンション）も、目元を魅力的に見せるために欠かせないものでしょう。ただし、目に不調を感じるときは、一旦お休みし、回復を待ってから再開してほしいというのが眼科専門医からのお願いです。

特に気を付けていただきたいのは、アイメイクです。目を大きく見せるために、まつ毛際ギリギリにアイラインを引いたり、まつ毛の根元からマスカラを塗ったりしますが、**涙の分泌腺や目に化粧成分が入り込んで、トラブル**

を招くこともあります。だからこそ、**クレンジングでしっかりと落としきることが重要となるのですが、顔全体をざっくり洗うだけでは目元のアイメイクは、実は落としきれません。**残ったメイクをエサに「まつ毛ダニ」が繁殖してしまうことがあり、まつ毛の抜け毛につながることもあるのです。ポイント用リムーバーや綿棒を使って、落とし残しのないように気をつけましょう。

また、**まつエクは、自まつ毛が短くなったり、まつエクの重みで瞼が下がりやすくなったりというリスクが考えられる**ため、目元の老化が気になる大人世代は利用頻度を抑えたほうがよいかもしれません。ちなみに、緑内障の人がまつエクの施術を断られるケースがありますが、まつエクをすることで緑内障の症状が悪化することはありません。ただし、緑内障の治療を受けている人はたくさん点眼するため眼球が傷つきやすく、薬液などが通常の人よりもしみやすいためトラブルになりやすいことはあります。

目の周りのマッサージやツボ押しは効果がない!?

「目によいツボ」などをよく目にしますが、**視力低下の防止や視力回復への効果は、残念ながら医学的には認められていません。**そのなかでも唯一、耳ツボは効果があるかもしれないといわれていますが、それも確実ではありません。「ツボ押ししたら視力がよくなった」と感じている人もいますが、それは仮性近視の場合であり、目を使いすぎて一時的に視力が低下していた場合だと思われます。とはいえ、ツボ押しやマッサージがまったく意味がないかというと、目的によっては実践してみてもいいこともあります。例えば、視力回復にはつながりませんが、**目が疲れたときに眉や眼球周りの骨の際を指圧するのはよい**でしょう。ただし、**瞼の上から直接、眼球を揉むのだけは絶対にやめてください。**

また、眼球を瞼の上から揉むと、その瞬間は気持ちよく感じることがあります。しかし、これは「眼心臓反射」という神経系への作用によって一時的に脈が遅くなるためで、意識が落ちる寸前のフワッとした「危険な気持ちよさ」だといえます。肩を揉んでほぐしたときの気持ちよさとはまったくの別物なので、気を付けてください。それから自己流のマッサージなどを行って眼圧が上がってしまうと、緑内障のリスクが上がったり、近視が進んだりといいことはひとつもありません。自己流マッサージなどはせず、目を労るならホットマスクなどを使った温めケアを行うなど、リスクの少ない方法で目周りを労るとよいでしょう。

× メガネをかけ始めると近視が進んでしまう

○ 正しくは、「メガネをかけても変わらない」です

メガネをかけ始めると近視が進むというのは、まったく根拠のないウワサであり、完全な誤解です。「視力ピッタリの度数のメガネを使うグループ」と「少し度数を弱めたメガネを使うグループ」とで経過観察をした臨床実験の結果があり、両者において近視の進行具合に違いはないという結果が出ています。そのため、メガネは目をサポートするための道具なので、きちんと視力に合わせて、自分にとって見やすい物を選んでくださいね。

第4章

気を付けるだけで未来が変わる目の食養生法

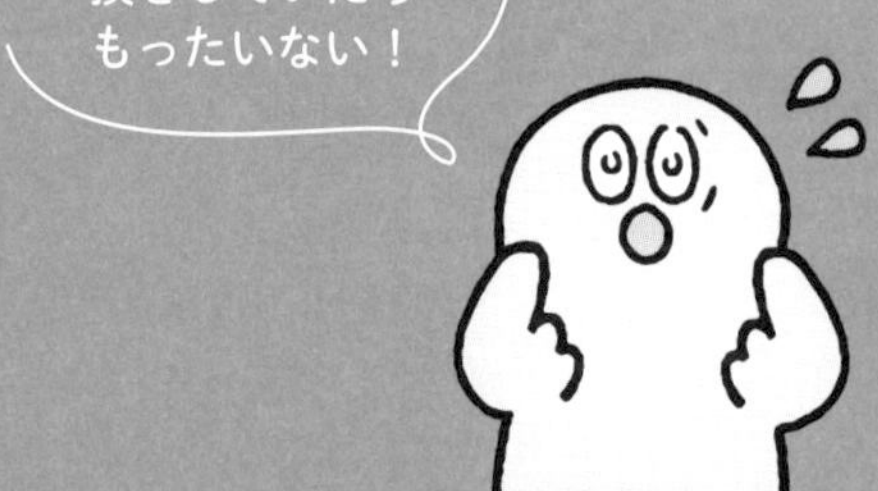
毎日食べる物で
損をしていたら
もったいない！

目を健やかに保つ水分補給は種類と飲み方が重要

健やかな目を保つために水分補給を行うことは重要なことですが、何で補給するのかがとても大切です。**基本的には「水」がおすすめ**といえます。

ただし、炭酸水には気を付けてください。なぜなら、喉越しがよいために一気飲みしてしまいがちだからです。一気飲みの何が目にとってよくないかというと、目はとても小さい臓器のため、一気に飲んでしまうと、微細な毛細血管が張り巡らされている眼球に過度な圧力がかかり、眼圧を上昇させてしまうからなのです。500mlのペットボトルの水を一気に飲むと、眼圧が

4㎜Hg程度上昇するともいわれています。**1回200ml程度を、1〜2時間空けて1日6〜8回くらいに分けて飲むのがおすすめ**です。

水以外でおすすめなのが緑茶です。最新の研究によると、緑茶を1日3〜6杯飲むと、全死亡率の低下、不安軽減、注意記憶力向上、体重・コレステロールの減少、血圧低下、抗がん効果が得られると報告されています。緑茶特有のテアニンという成分が網膜血管のダメージを抑えることもわかっています。目の健康だけでなく、さまざまな効果が期待できますので、ぜひ取り入れてみてください。

また、**コーヒーも抗酸化作用があるため、目の血管のサポートに役立ちます**が、カフェインを摂取しすぎると眼圧が上がりやすくなるため、緑内障のリスクにつながります。美味しく楽しみながら、目にいい効果を得るためにも、1日3杯程度に抑えるとよいでしょう。

緑黄色野菜は目を健やかに保つ栄養素の宝庫

目によい食材と聞いて皆さんは何を思い浮かべるでしょうか？　例えば、ビタミンA（β-カロテン）が不足すると、視力が低下することがわかっています。そのほかにも、ルテインは、加齢とともに発症リスクが高まる黄斑変性の予防に効果的だといわれています。とりわけこの**ルテインは、天然のサングラスといわれるほど高い抗酸化力をもつだけでなく、網膜にある黄斑という場所を構成する栄養素でもあり、とても重要**です。そのため、ルテインが多く含まれている葉物野菜を積極的に摂ると、黄斑変性をはじめ、緑内障の予防にも効果的だといえます。最新の研究では、緑内障の中心視野欠損が20％抑制されたという報告もされています。

葉物野菜であれば何でも構いませんが、**ほうれん草やケールなど色の濃い野菜は、ルテインの含有量が多いうえ、ビタミンAも豊富に含まれているため、一石二鳥の食材**といえます。

またルテインだけではなく、食物繊維が豊富なのも葉物野菜をおすすめする理由です。食物繊維は、消化吸収を緩やかにして血糖値の上昇を抑えるため、血管ダメージに起因する糖尿病による網膜症などの改善にも役立ちます。

1日の理想的なルテインの摂取量は10mgです。ほうれん草なら220g、ケールなら45gくらいを目安にするとよいでしょう。日頃の食生活で意識して取り入れてみてください。ただし、ほうれん草にはシュウ酸も含まれているため、結石ができやすい人は気を付けてください。

目はたんぱく質の塊！健康維持には欠かせない

身体のほとんどがたんぱく質でつくられているように、目にとってもたんぱく質は必要不可欠な栄養素です。成人の場合、**1日に摂りたいたんぱく質の量は、体重1kgあたり1gが目安**となるのですが、特に高齢の女性はたんぱく質不足だといわれています。高齢女性を対象にした研究では、「たんぱく質をしっかり摂取している人のほうが緑内障になりにくかった」ということもわかっていますので、ぜひ積極的に摂るようにしてください。

特におすすめなのは魚です。なかでも鮭やサバにはDHAやEPAと呼ばれる良質な油が豊富に含まれており、これが血液をサラサラにして目に栄養をスムーズに運んでくれたり、涙の質をよくする効果が期待できます。それ以外にも、鮭に含まれる抗酸化成分のアスタキサンチンは、緑黄色野菜などに含まれるルテインの10倍の酸化ダメージ消去能力があるといわれています。

目の血流促進や疲労回復効果もあるため、炎症によって起こるぶどう膜炎や、血管や血圧の状態が深く関わる緑内障、疲れ目などの改善が期待できます。

納豆もヘルシーかつ、たんぱく質が豊富でおすすめです。血液サラサラ効果、慢性炎症を抑えるなど、さまざまな健康効果が知られており、ぶどう膜炎や緑内障の予防にも効果的です。ちなみに、納豆はひきわりのほうが目の健康に役立つビタミンKやビタミンEの含有量が豊富です。

肉は牛や豚より鶏のほうがおすすめです。鶏は皮を外せば低脂質であり、抗酸化作用もある良質なたんぱく源といえます。

血糖値を上げすぎない炭水化物の種類を選んで

炭水化物は3大栄養素のひとつであり、目にとっても重要なものですが、血糖値が上がりやすいため摂り方に工夫が必要です。炭水化物のなかにも血糖値を急激に上昇させるものと緩やかに上げるものがあるため、食後の血糖値の上昇度を示す指標のGI値を参考にするとよいでしょう。

GI値が高い食品は、疲労が激しいときや脳をたくさん働かせたときに適量を摂る分には問題ありませんが、それ以外のときに摂ってしまうと、血液のなかでたくさんつくられた糖が行き場を失い、血管にダメージを与えてしまうことがわかっています。血管の状態が悪くなると、緑内障や黄斑変性といった病気のリスクが高まるため、毎日の主食には、できる限りGI値の低い炭水化物を選ぶようにするのが望ましいのです。

ごはん派の人は玄米や大麦、もち麦がおすすめです。食物繊維が豊富で噛みごたえがあり、血糖値の上昇が緩やかになります。完全に切り替えることが難しい場合は、白米に混ぜたり、ときどき白米の代わりに食べるのでもよいでしょう。**パン派の人はライ麦パンを選ぶ**と、消化吸収が緩やかになり、便通改善にも役立ちます。

そのほか、麺類のなかだと、**蕎麦にはルチンという抗酸化物質をもつフラボノイドが含まれているため、目の酸化を防ぐことができます。**また神経保護効果により眼圧を下げる効果が期待できるため、近視や神経系の目の疾患予防にも効果的です。

フルーツは目の健康に意外と役立つ食材

フルーツにも目の健康に役立つ重要な食材がたくさんあります。**いちごやキウイフルーツには、強い抗酸化作用をもつビタミンCが豊富に含まれており、白内障の予防などに効果的**です。**カシスやブルーベリーに含まれるポリフェノールの一種アントシアニンは、毛細血管を強くし、網膜細胞の血流をサポートする働きがあります。**また、アントシアニンには疲労軽減効果もあるため、疲れ目の予防改善にも役立ちます。

前述したルテインは、緑黄色野菜だけでなく、キウイフルーツにも含まれています。ルテインは物を見るために重要な黄斑という場所を構成する栄養素のひとつのため、加齢とともにリスクが高まる黄斑変性の予防が期待できます。さらに、ルテイン単独ではなく、ビタミンCやビタミンE、亜鉛などと複合的に摂取すると、黄斑変性の予防にいっそうの効果が期待できるといわれています。

しかし、100%のフルーツジュースを飲む習慣のある451万8547人を対象とした研究によると、毎日250ml飲んでいる人は、まったく飲んでいない人に比べ、ガンの発症リスクが31%増加することが報告されています。フルーツそのものを摂るより食物繊維が少ないため、血糖値が上がりやすいことが原因として考えられます。目はもちろん、身体の健康のためにも、フルーツを摂るなら素材のまま丸ごといただくようにしましょう。

オヤツに食べるなら、血糖値が上がりにくいものがベスト

「小腹が減ったな」と感じたときにつまむオヤツの種類によって、実は目に負担をかけてしまうことがあります。オヤツであっても、糖質の吸収度合いを示すGI値の低いものをなるべく選ぶようにしましょう。

もっとも理想的なのは、素材に近いオヤツです。**素材のそのままで食べられるりんごやみかん、さつまいもなどを選ぶとよい**でしょう。これらの食材は食物繊維も摂りやすく、血糖値が上がりにくいため白内障の予防にもなります。なかでも特におすすめなのは、さつまいもです。蒸しいもや焼きいも

でも構いませんが、冷めてから食べると、さつまいもに含まれるレジスタントスターチ（体内で消化されないでんぷん）が増え、血糖値の上昇を抑えたり、血中コレステロール値や中性脂肪を下げたりする働きが期待できます。

また、**ナッツ類も目によい栄養素が豊富**です。抗酸化作用の強いビタミンA、ビタミンC、ビタミンEのほか、必須脂肪酸のオメガ3とオメガ6がバランスよく含まれており、涙の質が向上します。そのほか、**チョコレートも血管拡張や抗酸化作用、加齢にともなう目の症状をケアする働きがあっておすすめ**ですが、高カカオチョコレートを選ぶとより効果的です。

どうしても甘い物が食べたくなったときは、和菓子をぜひ選んでください。洋菓子に比べ脂質も糖質も少なく、カロリーも低めなため、しっかり身体を動かせば、高血糖を防ぎやすくなります。運動前後や午前中に食べると、摂取した糖質をそのまま消費しやすくなっておすすめです。

油のセレクト次第で目の健康状態が変わる！

油はカロリーが高いイメージから、ダイエットの大敵などといわれることがありますが、目にとっても身体にとっても非常に重要な栄養素です。

もちろん、揚げ物やファストフードなどの油は、血中の悪玉コレステロール値を上昇させ、緑内障リスクを高めたり、網膜症の炎症を引き起こしたりすることにつながるため、なるべく控えたい油です。

しかし、質のよい油を選んで上手に使えば、目の健康を守ることにつながります。実際に、血中の善玉コレステロール値が高くなると、緑内障リスクが下がるというデータもあり、日々の食事に使う油に意識を向けることが大切なのです。

イワシやマグロなど青背の魚に含まれるオメガ3系のDPAやEPAは、血栓を溶かして血流をよくし、目に栄養をスムーズに運ぶ働きがあり、目をうるおす涙の質がよくなります。お刺身や焼き魚としていただくのはもちろん、サプリメントでも摂ることができます。

ナッツ類にも青魚と同じオメガ3系の脂肪酸だけでなく、オメガ6脂肪酸もバランスよく含まれており、涙の質を上げて目をしっかり保護してくれます。また、自宅で**加熱調理するときに使うなら抗酸化作用のあるオリーブオイルを、非加熱で使うならオメガ3系の脂肪酸を含むアマニ油やエゴマ油などに替える**だけでも、血管のダメージを抑えることができ、緑内障や網膜症の予防につながります。

リンゴ酢は目への健康効果も期待大！

お酢は身体にいいイメージをもたれている方も多いと思います。確かに、1320人を含む25の研究を精査していったところ、お酢のなかでもリンゴ酢を飲むことで血糖値の数値が21下がったという結果が出ています。

そのほかにも、リンゴ酢には脂肪を減らすという結果もあり、体重減少にもつながることがわかっており、身体への健康効果が認められています。血糖値は糖尿病による網膜症に関係していますし、肥満であれば眼圧が高い傾向にありますので、リンゴ酢は目への健康効果も十分期待できるのです。

リンゴ酢がなぜそんなにいいのかというと、ポリフェノールという抗酸化成分を含んでいること、また、発酵食品であることが理由として挙げられます。緑黄色野菜がおすすめと先に書きましたが、緑黄色野菜には抗酸化成分であるルテインが含まれているからおすすめ、ということでしたよね。加齢とともにどうしても目を含む身体は酸化していきます。そのため、抗酸化成分は日々の食事で摂っていくことが大切なので、リンゴ酢を飲む習慣にするのも一案です。

ただし、リンゴ酢を飲む際には気を付けてほしい点があります。それは、必ず5倍以上に薄めて飲むようにすることです。リンゴ酢は酸を含んでいて刺激が強いため、胃腸が弱い人は特に注意してください。また、飲んですぐに歯磨きをしてしまうと、歯を傷つけてしまうので、少し時間をあけるように気を付けましょう。

栄養素が摂りきれないときはサプリメントも活用を！

目の健康をつくっているのは毎日の食事です。とはいえ、食事で必要な栄養素すべてを摂ろうとすると、けっこう大変です。そのため、ビタミンやたんぱく質などを含んだバランスのよい食事をしっかり摂ったうえで、補えなかった栄養素をサプリメントで補塡することも、ときにはよいと思います。

大きな目のトラブルがなく、毎日の目の健康維持のためにサプリメントを選ぶとしたら、マルチビタミンがよいでしょう。血液検査で自分の身体に足りない栄養素が何かを把握できれば、足りない栄養素をピンポイントで摂ることができますが、わざわざ調べに行くのはなかなか面倒なものです。マルチビタミンなら、目に必要な栄養素を手軽にバランスよくチャージできるため、目の健康のサポート役としては十分です。酸化ダメージから目を守るルテインをプラスするとさらによいでしょう。

目のトラブルがある場合は、症状別に摂りたいサプリメントが変わってきます。例えば、**緑内障には医薬品ほどではありませんが、それなりに効果が期待できるものがあります。**「サンテ®グラジェノックス」には、主成分の松樹皮エキスとビルベリーエキスに「眼圧を2〜3㎜Hg下げ、血流改善の作用」が、「カシス-i®」のカシスには「視野欠損の進行を抑え眼圧を下げる作用」があったと報告されています。また、**加齢とともに発症リスクが高くなる黄斑変性には、ルテインが効果的**です。ルテインが入った眼科特化型のマルチサプリメント「オキュバイト®」などがよく知られています。

これだけは避けたい目によくない食材

目のダメージの多くは日々の生活で決まります。特に重要なのは、毎日の食事です。栄養バランスをあまり考えず、何気なく口にしていたものによって思わぬ目のトラブルが引き起こされることもあるので、ぜひ知って避けるようにしましょう。

もっとも避けたいのは、清涼飲料水です。コーラやジュースなどはAGE（終末糖化産物）という身体の老化を加速させる物質が含まれています。**コンビニのホットスナックのような短時間で強く加熱調理をして、焦げがついて**

いるようなものなどにも多く含まれているため注意しましょう。

ファストフードやスナック菓子は、トランス脂肪酸など、あまり質のよくない油が使われていることがあります。これらを頻繁に摂ることで徐々に身体の中を錆びつかせ、炎症を引き起こしやすくなってしまうのです。涙の質が低下したり、炎症によって白内障や黄斑変性、緑内障になりやすくなるほか、血管が詰まり、視力が低下する恐れもあります。

白米や小麦粉、白砂糖などの精製炭水化物を使った食品も、血糖値を上げやすく血管にダメージを与えるため注意が必要です。パンやケーキ、白い炊き立てのご飯は美味しいものですから、すべてを我慢するのは辛いものです。血糖値を急激に上げないライ麦パンや玄米などを織り交ぜながら、頻繁には摂らないようにコントロールしましょう。

✕ 目の手術は大きい病院が安心だ

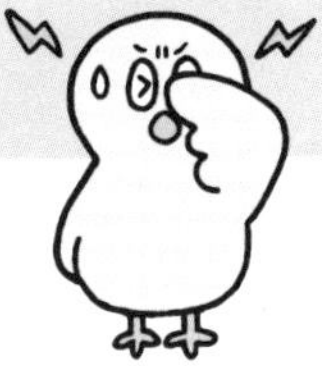

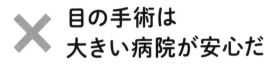

○ 正しくは、「実はそうとは限らない」です

いちばん参考になるのは地元の口コミです。地元で評判のいい眼科や眼科専門医は腕がいいとみて間違いないでしょう。そのほか、難度の高い手術の実績を見たり、自身が治療を受けている疾病の患者の会などで情報収集をするのもおすすめです。ネットで情報収集する人も多いと思いますが、あまりおすすめできません。参考にするならば、眼科のサイトや医療系の口コミサイトよりも、第三者が出している手術件数の表などがよいでしょう。

第5章

40代以降が押さえておきたい目の手術&先進医療

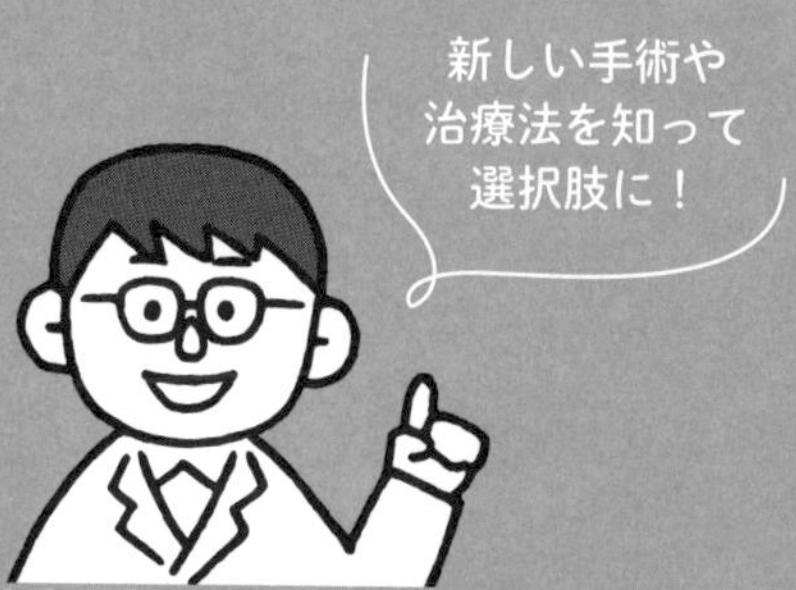

白内障の手術に使用する眼内レンズが進化！

白内障の手術は日々進化しています。**濁った水晶体を人工の眼内レンズと交換する現在の手術法がすでに一般的になっていますが、手術の際の傷口が2㎜程度で行えるようになって縫合なしで済むなど、患者側の負担がかなり軽減されるようになりました。**最近ではレーザーによる白内障手術も登場していますが、費用や時間がかかること、すべての白内障に使えるわけではないことなどから、医師の手技によって行われることのほうがまだ一般的です。**白内障手術でもっとも進化しているのは、眼内レンズ**でしょう。保険適用の単焦点レンズのほかに、近くも遠くも見やすい多焦点レンズの開発が進んでいます。多焦点レンズには、近くと遠くだけではなく、中間にもピントが合う3焦点レンズもあり、多くの人が恩恵を受けているものの、夜間が眩しいといったデメリットがありました。そうしたデメリットを解消するために登場したのがEDOF（イードフ）という眼内レンズです。手元は弱くはっきりしませんが、遠くはくっきり自然に見え、夜間の眩しさが少ないことから、今注目を集めています。そのほかにも、手術の際に乱視を減らすことができる乱視矯正レンズなどもあります。

ただしこれらのレンズは、片目で20万〜50万円もするなど非常に高額です。なかには儲けを重視して無理やりすすめてくるケースも残念ながらあります。あなたの人生をよりよくするためにどうすべきか、よく考え納得してから手術に臨みましょう。

進行具合で選べる緑内障の手術は3種類

緑内障手術は、眼球の中の房水《ぼうすい》が流れやすいように通り道をつくって内圧を下げることを目的としています。できる限り目薬での治療を続け、「眼圧が極端に高い」「進行が早い」などの場合に手術を検討します。

緑内障の手術には、現在、大きく分けて3種類あります。

「トラベクロトミー」は、線《せん》維《い》柱《ちゅう》帯《たい》切《せっ》開《かい》術《じゅつ》とも呼ばれ、例えていうなら、洗面台の排水口のゴミ受けを交換するような手術で、かかる時間はわずか10分程度です。房水の排水口の役割をもつ線維柱帯を切開することで、目詰まりがなくなり房水の流れがよくなり、眼圧を下げる効果が期待できます。

それでも水の流れが悪い場合に行われるのが、「トラベクレクトミー」です。**線維柱帯切除術といい、強膜と虹彩に小さな穴を開けて新しい排水路をつくるというもので、緑内障手術の基本であり、もっとも効果が高いもの**となります。手術にかかる時間は20～50分程度、術後管理入院が必要になることがあります。効果の持続期間は3年もった例が72%という報告もあります。

これでもなお水の流れが改善されない場合は、緑内障手術の最終手段である「チューブシャント手術」を行います。インプラント手術とも呼ばれるもので、極小チューブとその先端についたプレートという穴の開いたタンクを眼球の中に入れ排水を促します。手術時間は30～60分程度で、10日前後の入院が必要です。手術の効果の持続期間は3年もったのが67%と報告されています。

老眼鏡だけじゃない！ 老眼の治療と手術

老眼が始まると、老眼鏡や遠近両用のメガネやコンタクトレンズで対処するしかないものと思われがちですが、実は治療や手術で改善させる方法もあります。**主に行われているのは、白内障の手術でも行われている多焦点眼内レンズを入れる手術**になります。角膜を切開して水晶体の前に人工のレンズを挿入し、角膜を閉じるというもので、このレンズを遠くも近くも見える多焦点レンズにすることで老眼を解消することが可能になります。

もうひとつがレーシックです。近視の治療法として知られていますが、老

眼の治療にも使われます。目の表面の角膜を少し削り取り、角膜から入る光の屈折率を変えて、網膜上でピントが合うように調整します。

どちらもメガネやコンタクトレンズを装着したりするという煩わしさから解放されるのがメリットですが、感染症のリスクがあること、保険適用外のため費用が高額なこと、物が見えやすくなったために眼科から足が遠のき、深刻な目の病気の発見が遅れやすくなるなどのデメリットもあります。

手術以外の治療法としては、実は目薬が開発されています。虹彩（茶目）を小さくすることで、小さな穴を覗くと焦点が広がって見えやすくなるという「ピンホール効果」をもたらし、手元の見えにくさを改善するというものです。この目薬はもともと緑内障の薬のため、現時点では緑内障と診断された場合にのみ処方される可能性があるものになります。

レーシックとＩＣＬのメリット・デメリット

近年、視力回復手術を受ける人が増えています。**視力を回復させる手術は、ＩＣＬとレーシックの2つが一般的**です。メリットとデメリットを解説しましょう。

【ＩＣＬ（眼内コンタクトレンズ）】

手術方法 角膜を数㎜切開し、水晶体の前に眼内コンタクトレンズを挿入

メリット 万が一のときにレンズを取り外し、元に戻せる／傷が小さく済む／角膜の厚さに左右されないため、手術の適用範囲が広い／

水晶体の機能を残したまま近視を補正できる／受けられるクリニックが多い

デメリット 術後は感染症リスクにより炎症が眼球全体に及ぶ恐れがある

【レーシック】

手術方法 角膜にレーザーを照射し、入る光の屈折率を変え見えやすくする

メリット 軽度の近視を改善する／ICLよりも手術コストを抑えられる

デメリット 角膜を削るため元に戻せない／術後は角膜に感染症のリスクが高まる／手術を受けられるクリニックが限られる

メガネをかける、コンタクトレンズのケアをするといった煩わしさから解放されるため、災害などの非常時でも安心できるのは、どちらにも共通するメリットです。ただし、**40代半ばからは老眼が出てくるため、30代後半以降からの手術は慎重に検討しましょう。**

眼瞼下垂の手術と気を付けたいこと

瞳に上瞼がたるんできて被さってしまう症状が眼瞼下垂です。この眼瞼下垂は、視野が狭まるといった不便さだけでなく、見た目にも印象が変わってしまうなどの影響が出るため、特に女性は悩んでいる人が多いと思います。

眼瞼下垂の治療は、手術を行う以外にありません。眼科で手術を行う指標となるのは、上瞼の縁と黒目の中央部の距離が3～3・5㎜以下になっているかどうかです。該当する場合に手術を検討します。手術の方法自体は目の状態によって変わりますが、一般的には瞼の余った皮膚を取ったり、弱った筋肉を縫い付けて強くするというような治療が行われます。手術により瞼が開けやすくなるほか、視野が広がって見えやすくなります。

手術後は2週間以上腫れが続くことがあり、切開法の場合は赤みや傷口に凹凸ができることがあります。また、感染症リスクが高まっているため、処方された抗生物質できちんと予防に努めましょう。

そのほか、目が大きく開くようになることで目の外気に触れる面積が増え、乾きや視力の低下を感じることがありますが、たいていは点眼によって軽快します。ドライアイは目が乾くだけと軽く見られがちですが、放っておくと頭痛や肩こり、めまいなど全身の不調につながるため、術後はきちんとケアすることが大切です。

伝え上手な患者になるためのちょっとしたコツ

主治医との信頼関係なくして、納得のいく治療効果は得られません。だからこそ診察時の医師とのコミュニケーションがとても大切になります。**言いたいことが上手く伝えられないときは、左の項目を紙に書いて準備しておくとよいでしょう。**

①症状（例：目の奥が痛い）
②どこが（絵や文で気になる場所を説明する）

③どのように（例：目の奥がシクシクと傷む）
④時間経過（不調に気づいたときから現在までの経過を伝える）
⑤いちばん困っていること（例：失明しないか心配）

医師と患者はパートナーのような存在です。気を遣いすぎる必要はありませんが、ぞんざいに扱うというのも、お互いにとってよいことではありません。多くの例を見ていると、コミュニケーションが上手くいかずに間違った治療へと向かってしまっていることがあり、残念に思うことがあります。

言い方を少し工夫するだけで同じ内容でも伝わりやすくなり、よりよい治療を受けることができます。お互いの言葉にしっかりと耳を傾け、気持ちに寄り添わせながら、信頼関係を築いていきましょう。

✕ 裸眼視力は改善できる

○ 正しくは、「視力低下の原因によっては改善可能」です

例えば、「眼軸が伸びてしまって遠くが見えなくなっているケース」と「毛様体筋という筋肉が緊張して見えにくくなっているケース」とでは、視力を改善できる可能性が異なります。前者の場合は、視力が0.1を切る前であれば適切なトレーニングである程度までは改善が可能です。後者の場合は、仮性近視なので、少し目を休めたり、眼球を温めたりすると一時的に緊張していた分は解消できます。

第6章

知っておきたい！目によいこと・目に悪いこと

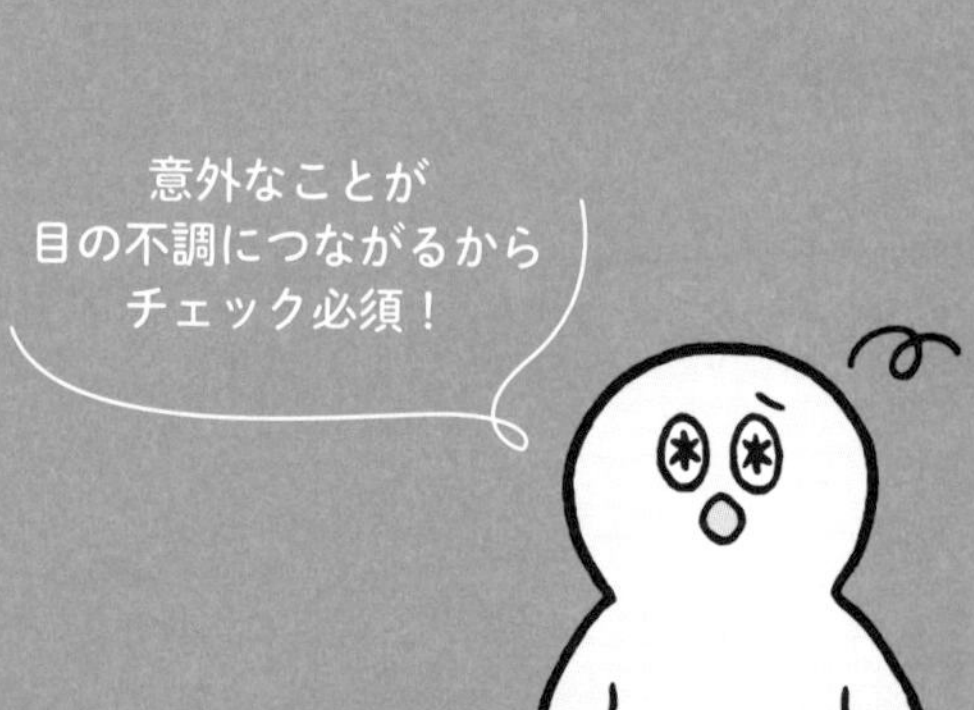
意外なことが
目の不調につながるから
チェック必須！

視力回復効果が実証済みなのはガボール・アイだけ！

さまざまな目のトレーニングがあることは前述しましたが、直接的な因果関係で視力回復の効果が実証されているのは、今のところガボール・アイのみです。このガボール・アイは、目と脳の連携をよくするトレーニングのひとつで、白と黒のコントラストのある図形をよく見比べることで、脳がその差を認識して判別する力が鍛えられます。人は目で見た情報を脳で処理しているため、脳が要因で視力が出づらいこともあるのです。そのため、脳を鍛えることで視力を改善させることもできるわけです。ちなみに、私の外来の患者さんで、老眼で近見視力が0・6だったのに1・0まで改善した方がいます。視力が0・1以上ある方でしたら、トライしてみる価値があるでしょう。

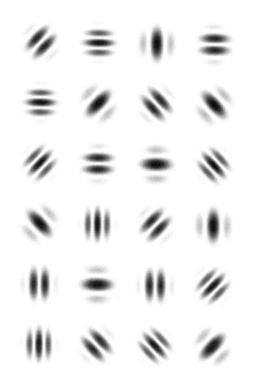

ガボール・アイのやり方

❶右上の図形を1つだけ見て、同じ模様の図形がどこにあるかを見つける。　❷❶で見つけた図形の1つ上にある図形を見て、❶と同様に同じ模様の図形を見つける。これを繰り返す。もし見つけた図形がいちばん上にあった場合は1つ下の図形を探す。何度か行っていくと、目が慣れてきて、位置を覚えてしまうので、ここには掲載できていませんが、別のガボール・アイのシートで行うとよいでしょう。

※出典：『1日3分見るだけでぐんぐん目がよくなる！　ガボール・アイ』（平松 類著 /SB クリエイティブ刊）

視力を回復させるためのおすすめウォーキング法

激しい運動は眼圧を上げてしまうため、目の健康を考えるとおすすめできませんが、**軽く息が弾む程度の有酸素運動は、眼圧を下げる効果があり、緑内障の予防や進行を防ぐ効果があります。**

有酸素運動で、いちばん手っ取り早く、効果的なのがウォーキングです。

ただ歩くだけだと、歩数を気にしたり、考えごとをしたりして、景色をあまり見ていないこともありますが、猫を探しながら歩いたり、季節の植物を観察しながら歩くと、目にも脳にもよい刺激となります。

ちなみに、歩いているときに猫がいたことは覚えていても、その猫がどんな毛柄をしていたかはまったく覚えていないということはありませんか？

普段意識していないものに目を向けることで脳が活発に働くようになるので、ぜひ観察しながら歩いてみてください。

それ以外の視力回復を狙ったウォーキングのポイントは、有酸素効果を上げるために「少し息が上がるぐらいの早歩きをする」、マンネリ化を避け脳に刺激を与えるように「できるだけたくさんのコースを選ぶ」、姿勢よく歩き視線を遠くに向けられるように「視線は足もとではなく正面に向ける」、目と脳を鍛えるため「気になるものを見つけたらピントを合わせる」、そして「見たいものがあれば立ち止まってもよい」の5つです。

毎日できるのが理想ですが、運動習慣がなかった人は、週3回、1日30分から続けてみましょう。

調子のよい目を保つための朝のルーティン

朝、寝起きから目によいことをすると、昼にも夜にも「目を休めよう」という意識が働きやすくなります。朝はバタバタしがちですが、それを理由に何もせず日々を過ごしてしまうと、目の不調が進行してしまうこともあるため、左記の4つのルーティンで先手を打ち、調子のよい目をキープしましょう。

①「目のチェック」…片目ずつで鏡を見て、見え方の状態をチェックします。カレンダーや新聞など網目状のものを片目ずつ見るのもおすすめです。

②「体重チェック」…体型の変動がない人はたまにで構いませんが、できる

だけ毎日体重計に乗って増減をチェックしてください。急な変動があると、身体に負担がかかり、目の状態にも影響を及ぼすことがあるためです。

③「太陽の光を浴びる」…紫外線を浴びすぎるのは目にとって負担になりますが、朝方に多少浴びておいたほうが一日のリズムをつくりやすく、夜寝る前にはメラトニンという睡眠ホルモンが出て眠りの質が向上します。少しベランダに出るだけでも構いませんが、時間に余裕があれば散歩をするのがおすすめです。朝から身体を動かし代謝を上げると、血圧や血糖値が下がり、緑内障など目の病気の症状を抑えることができます。

④「点眼」…寝ている間は涙が分泌されないため、朝イチの目はうるおいが不足しています。目薬を枕元に置いておき、寝起きに差す習慣をつけることで、ドライアイによる炎症や充血を防ぐことができます。目薬は防腐剤など余計な成分が含まれていないものを選びましょう。

目の疲れを癒やすための夜のルーティン

紫外線などの光やデジタルデバイスの使用、エアコンによる乾燥など、私たちが起きている間中、目は過酷な状況に置かれています。そんな**疲労困憊な目をどれだけケアできるかで、翌日からの目の調子、ひいては未来の不調の度合いが変わってきます。**おすすめの夜のルーティンは以下の3つです。少しずつでも習慣にして、視界良好な目をキープしましょう。

①「マインドフルネス」…自律神経を整え、リラックス状態へ導く瞑想法の

一種です。ポイントは、呼吸だけに意識を集中させ、頭を空っぽにすることです。何か頭に浮かんできたら、「考えたな」と認識してすぐ受け流し、また呼吸に集中します。呼吸法は腹式呼吸で、吸う時間と吐く時間を1：2ぐらいの割合にします。習慣にすることで眼圧が4㎜Hgぐらい下がったという研究もあり、目の健康のためにもおすすめです。

②「目を温める」…ホットタオル、または手を軽く擦り合わせ手のひらが温まってきたら、瞼の上に当て、目を温めて休ませましょう。

③「ベッドに入ったらスマホを見ない」…寝る直前までブルーライトを浴びていると睡眠の質が下がってしまいます。ゲームやメールチェックを終わらせてスマホを置いてから、スキンケアやトイレなどを済ませ、スマホを見てから少し時間をあけてベッドに入りましょう。

目の負担を考えると激しい運動はリスクを伴う

日常的に身体を動かすことが健康維持につながることはいうまでもありませんが、ただやみくもに身体を動かせばよいわけではありません。

軽い有酸素運動であれば、白内障や緑内障のリスクを下げますが、激しい運動はかえって目にストレスを与えてしまうこともあります。

短距離走や激しい筋力トレーニングとなると、目の圧力が上がったり、負担がかかったりする可能性もあります。また、「スクワットは眼圧を上げやすい」という研究がありますが、緑内障の状態が深刻でなければ様子を見ながら行っても構いません。その場合、バーベルを使うなどの負荷をかけず、自重だけで行うようにしましょう。そのほか、腹筋や腕立て伏せもOKです。どれも10回を3セット程度であれば影響はないでしょう。

注意点としては、無酸素運動はトレーニング中に息を止めてしまいがちなことです。「息を止めてトレーニングをすると、つい力が入り、眼圧が40㎜Hg以上になる」という報告もあるため、呼吸を止めないように気をつけましょう。

また、ゆっくりと深い呼吸を行うヨガは、眼圧を下げる可能性がある目に優しい運動といえますが、頭を下げるポーズは目の負担となってしまいます。例えば、三点倒立など、頭を下にしたまま一定時間同じポーズをとると、眼圧が上がってしまうため避けたほうがよいといえます。

水泳や金管楽器にはご注意を！

水泳と金管楽器にどんな相関があるの？　と思った方もいるかもしれません。これらの2つの共通点は**眼圧を上げてしまうリスクがあるということ**です。特に緑内障の方は注意してください。

まず、水泳は有酸素運動であり、ストレス解消やリラックス効果も得られる目にとってよい運動法のひとつです。しかし**懸念点として、泳ぐときのゴーグルがあります。**「着用時の締めつけによって、眼圧が4〜5㎜Hg程度上がる」という研究があるため、できる限り大きめのものを選び、圧力があまりかからないようにしてください。

また、楽器の演奏が趣味の方は多いかと思いますが、**トランペットなどの金管楽器は、「強く吹くことで目に圧力を与える」という報告があるため注意が必要**です。

しかしながら、眼圧はちょっといきむだけでも2～3㎜Hg程度は上がり、これは日常的に起こるものです。瞬間的な眼圧上昇だけで神経がダメージを受け、緑内障の状態がものすごく進んでしまうということはほぼありません。**いきむような運動を繰り返し行うことが問題**なのです。むしろ、眼圧を気にして趣味をやめてしまうと、ストレスが溜まったり、運動不足に陥ったりしてしまい、かえって目の状態を悪化させてしまうこともあり得ます。もちろん緑内障の程度にもよりますが、そこまで深刻でなければ、気にしすぎないことも大切です。

浅い呼吸がドライアイを引き起こす!?

人は生きている以上、呼吸を繰り返しているものですが、皆さんは普段、どんな呼吸をしているか意識されたことはありますか？　現代人は、デスクワークが多かったり、同じ姿勢でいたりすることが多いため、呼吸が浅くなっている人が多いといわれています。また、ストレスやデジタルデバイスなどによって交感神経が優位になりやすいことが影響しているともいわれています。息を鼻から吸えていればまだよいのですが、**多くの場合は口呼吸になりがちで、この状態が長く続くと、自律神経が乱れたり、免疫が低下したりし**

て、眼精疲労やドライアイなどの目の不調につながることがあります。

反対に、ヨガやマインドフルネスなどで取り入れられている「腹式呼吸」は、心身をリラックスさせる副交感神経を優位にする働きがあり、ある研究では「マインドフルネスは眼圧を平均4㎜Hgほど下げる」ということがわかっています。ヨガやマインドフルネスを行わなくても、**腹式呼吸を日常的に意識するだけでも、自律神経が整って、目の負担を軽減させることにつながります。**仕事の合間や夜ベッドに入る前などにぜひ取り入れてみてください。

腹式呼吸のやり方ですが、鼻から空気を吸って、口からゆっくりと吐き出します。吸うときはお腹を膨らませ、吐くときはお腹を凹ませるように意識しましょう。注意点として、腹式呼吸を行う際に、猫背になっているなど姿勢が悪いと息をしっかりと吸い込めないので、正しい姿勢で行うように気をつけてみてください。

エアコンによる目への悪影響は甚大！

私たちの目は、毎日生活しているだけでさまざまな影響を受けています。そのうちのひとつで大きな影響を受けているのがエアコンです。

夏の場合は、湿度が比較的に高いため、エアコンによってドライアイになることはあまりありませんが、**湿度が低くなる冬などは、目が乾きやすくなるため注意が必要**です。目は小さく、血管も非常に細いため、ちょっとした血流の悪さが悪影響を及ぼし、緑内障や強度近視のリスクを高めてしまうので注意してください。夏のエアコンは28度以下に設定しましょう。さらに、暑いと喉が渇いて水を一気に飲んでしまいがちですが、一気飲みは眼圧を上げるため、ちょっとずつ摂るようにしてください。スポーツドリンクや100％のフルーツジュースなどの場合は血糖値も上がりやすくなり、これも目の血管にダメージを与えることにつながるので気をつけましょう。

冬の場合は、部屋ごとの温度差をつくらないことが非常に重要です。特に注意したいのがお風呂場で、外気温が0度ぐらいでも湯船は40度なので、その激しい温度差によって心臓や血管にかかる負担が大きくなります。血管の収縮によって血管が詰まると、目のトラブルが起こりやすくなり、緑内障の人が同時に発症すると失明原因の大きな要素になるので、温度差を少なくする工夫が必要です。浴室暖房をつけるか、なければ熱いシャワーで浴室を暖める、脱衣所に小さいストーブなどを置くのもよいでしょう。

目は寒さが苦手？ 冬に注意したいトラブル

季節によって起こりやすい目の不調もあります。特に次の4つは、冬に注意したい症状のため、ぜひ覚えておきましょう。

❶「ドライアイ」…冬場の暖房で室内の湿度が下がることで症状が進みやすくなるため、暖房を使うときは加湿器を併用する、部屋に濡れたタオルをかけるなどして、**湿度を一定以上に保つ**ようにしましょう。

❷「結膜出血」…結膜の血管が破れて出血することで起こります。**寒いトイレでいきんだり、熱いお風呂に急に入ると血管にかかる負担が大きくなる**

ため注意しましょう。

❸「緑内障」…**緑内障の状態に深く関わる眼圧は冬場に上がりやすい**ため、すでに緑内障の人はもちろん、近視がある人や家族に緑内障の人がいる場合は発症リスクが高まるため注意が必要です。❷と同様に**急激な温度差を避け、運動習慣や食事を見直し、血管への負担を減らしましょう。**

❹「網膜静脈閉塞症・網膜動脈閉塞症」…網膜静脈閉塞症は、網膜の静脈が詰まる病気で、網膜動脈閉塞症は、目の網膜に血液を送る動脈が詰まる病気です。網膜動脈閉塞症は、片目が突然見えなくなり、処置が遅れると失明する可能性があります。心筋梗塞や脳梗塞が冬に起こりやすいように、血管に関連する目の病気も冬に起こりやすくなります。❷❸と同様の対策を講じるほか、**水分不足、運動不足、脂質の多い食事など、血管が詰まりやすいライフスタイルも見直しましょう。**

低糖質ダイエットは目の負担が増える!?

目のトラブルの中には、日々の体重管理が必要なものがいくつかあります。**太りすぎは眼圧が上がって緑内障になりやすかったり、脂質の多い食事で血液がドロドロになって血管が詰まってトラブルを招いたりというのは想像しやすいと思います。**ですが、**痩せすぎも、栄養不足で黄斑変性や白内障、緑内障にかかりやすくなる**といわれているため、適正体重をキープすることが大切になります。

体重管理のために低糖質ダイエットを取り入れている方もいると思いま

す。炭水化物を減らして脂質を適度に摂ることが、目の神経を強くするという研究もあります。しかし、医師や専門家の指導のもとに行っている場合を除き、糖質をほぼゼロ近くにまで減らしてしまうのはやりすぎです。炭水化物の代わりに脂質で身体を動かすため、確かに痩せやすくはなりますが、身体のエネルギー源を炭水化物から脂質にするように切り替えると、風邪のようなだるさが出て、体調不良を引き起こしやすくなり、生活に支障をきたすこともあります。医師や専門家の指導のもとでない場合は、**程よく糖質を制限して、脂質もバランスよく摂る食事を心がけましょう。**

そのほか、**軽い有酸素運動や軽い筋トレを習慣にすると、緑内障や白内障のリスクをかなり軽減することができます。**食事だけでどうにかしようとせず、ライフスタイル全体から、目にとっての健康を考え、見直しましょう。

目によくないNGな夕食がある!?

一日の終わりの夕食は、朝や昼に比べ、しっかりと食べる方が多いのではないかと思います。また、晩酌をしながら食事をする方もいて、どうしても食事の脂質が多くなりがちです。

食事のメインとなる肉や魚には、目にとっても重要なたんぱく質が多く含まれていますが、肉は脂質が多いため、選び方や調理法に注意が必要です。

焼肉ならカルビよりロースなどの赤身肉がよく、鶏胸肉などの白身肉を選ぶと脂質の摂りすぎがなく、ベターです。**魚にも油が含まれていますが、EP**

AやDHAなどの良質な油が多いため、肉よりも目に優しい食材といえます。

食後のデザートも脂質が多く含まれているため、注意が必要です。誕生日など特別な日なら構いませんが、日常的に食後に甘い物を食べる習慣があると、脂質もカロリーもオーバーしてしまいます。GI値の高い砂糖も多く含まれていることが多いため、血糖値を急激に上昇させて血管にダメージを与えてしまい、白内障や緑内障など、深刻な目の病気のリスクを高める可能性があります。たまにご褒美として食べる分にはよいのですが、砂糖をたくさん使ったデザートは依存性が高いためほどほどにしておきましょう。

また、**夜は食べたら寝るだけで活動による消費量が少ないため、軽めに済ませるのが理想的**です。主食はGI値の低いものがよく、パンやパスタより蕎麦、白米より玄米や五穀米がおすすめです。食事はトータルのバランスが大切なため、朝食・昼食・夕食の3食で上手く調整しましょう。

目のトラブルを招きやすい食べ方にご注意を

食事の内容だけでなく、食べ方次第で目はよくも悪くもなり得ることをご存じでしょうか?

特に、**目にとって悪影響のある食べ方に「早食い」があります。**早食いの何がいけないのかというと、**咀嚼《そしゃく》の回数が少なくなると、特に腸に負担がかかって炎症が起き、それが目の炎症にもつながる**からです。咀嚼回数が少ないと、食べ物を消化吸収するためにたくさんのエネルギーを使うことになり、胃や腸に大きな負担がかかってしまい、炎症につながるのです。

噛む回数は、食材によってもかわってくるため細かい決まりはありませんが、１口20回を目安に実践してみましょう。それでもつい早食いしてしまうという場合は、しっかり咀嚼しないとのみ込めないような、噛み応えのある食材を取り入れたり、食材を大きめにカットしたりするなどの工夫をすると効果的です。

また、しっかり噛まず、流し込むように食べてしまうと、食事の満足感が得にくく、「もっと食べたい」と食欲が増してしまうのも注意したいポイントです。人間は視覚によって食べる量が変わるため、早食いになりがちな牛丼だったら、牛皿とご飯に分けてお皿に盛ったり、ワンプレートではなく、小さい食器におかずを一つひとつ盛ったりすると、少ないカロリーでも「たくさん食べた」という満足感が得やすくなるのでおすすめです。

寝る姿勢と睡眠時間が目の健康を左右する

よく眠れた翌朝は肌の調子がいいという経験をおもちの方も多いのではないでしょうか。それはなぜかというと、寝ている間に日中に受けた細胞のダメージを修復できているからです。目も、肌と同様に睡眠中にダメージを修復しています。そのため、目の健康を保てるかは「睡眠」が担っている部分も大きいのです。そこで、睡眠において気を付けたいことを2つご紹介します。まずひとつめは、「うつ伏せで寝ること」です。**枕に顔を押しつけて眠ると、眼球が圧迫され、眼圧を上げてしまうことになり、よくありません。**お昼休みにデスクで腕を枕にして寝るのも、目にとっては最悪の習慣です。

2つめは睡眠時間の長さです。睡眠時間が4時間未満と、10時間以上の人は注意が必要です。睡眠時間が短いと細胞の回復が遅れてしまいます。かといって、睡眠時間が長すぎても実は目によくないのです。睡眠時間が長いと、頭に血が上りすぎて目に圧がかかりやすくなるだけでなく、精神的な不調やガンなどのもっと大きな病気、あるいは睡眠時無呼吸症候群の可能性も出てきてしまいます。**理想は6時間以上9時間未満を指標にしてください。**

ちなみに、入眠時間が9分以内の人も要注意。すぐに眠れたほうがいいと思われがちですが、毎日の睡眠が足りていない何よりの証拠といえます。

また、枕は硬すぎると、寝返りを打って目に当たったときに負担をかけやすいため、程よい柔らかさのものを選びましょう。頭の位置が15度程度に少し傾く高さがおすすめです。

美容院で気を付けたい目に影響が出る施術

美容院に行って、まさか目に悪影響を及ぼすことがあるとは思いも寄らないかもしれません。大きな目のトラブルに発展することはほとんどありませんが、注意したいポイントがいくつかあります。

いちばん気にしてほしいのは、シャンプー台です。椅子に座ったままのタイプや、寝姿勢がフラットになるタイプなら問題ないのですが、たまに水平よりやや足が高くなるタイプのものがあります。頭の位置が足よりも下がると、目に圧力がかかってしまうため、緑内障の人は注意が必要になります。

そのほかにも、**シャンプー後の頭皮マッサージも注意したい点**です。マッサージが適度な圧なら問題ありませんが、あまりに力が強いと、これもまた眼圧が上がってしまうことがあるため、「ちょっと強いな」と感じたら、弱めにしてもらうようにぜひ伝えてください。

また、最近ではまつ毛のエクステやまつ毛パーマができる美容室も増えていますが、施術の際に使われる薬液が目に入って、角膜に傷がつくといったケースがたまにあります。

とはいえ、これればかりはこちらで防ぐことは難しいため、施術者の技術力の高さや実績の豊富さなどをよく調べて吟味し、より安心して施術を受けられるところを選ぶようにしましょう。

これだけは選んではいけない洗顔料

洗顔料は毎日のスキンケアに欠かせないものですが、選び方を間違えると目に思わぬダメージを与えてしまうことがあります。

一般的な洗顔料なら特に問題ありませんが、気をつけたいのは「スクラブ入りの洗顔料」です。

スクラブ入りの洗顔料には、マイクロプラスチックビーズなどの極小の粒子などが入っていて、これによってクレンジングでは落としきれない汚れや不要な角質を取り除くというアイテムです。しかし、この**粒子が目に入り、**

角膜を傷つけてしまうケースがあるため注意が必要なのです。マイクロプラスチックビーズなどは非常に小さな粒子のため、スクラブが目に入っていることに気づかない人もいます。しみないタイプの目薬がしみたり、物が見えづらかったり、眩しさを感じたりして眼科にかかり、検査を受けて初めてスクラブが原因だとわかった、ということもよくあります。ゴロゴロとした異物感にすぐに気づかないと、瞬きをするたびにこすれて角膜が傷つき、ダメージがどんどん広がってしまうため、可能ならば避けたほうがよいでしょう。

物理的に汚れを落とすスクラブはしっかり洗ったような実感が得やすいため人気がありますが、通常の洗顔料のほうが化学的な反応で汚れを吸着させて除去するため、肌にも目にも優しいといえます。

角膜の傷は2、3日で治るものですが、治って傷ついてを繰り返すとダメージが蓄積されかねないため、目に優しい洗顔料を選んであげてください。

眼科専門医も認める黒目を大きく見せる方法

スマホが普及してからというもの、写真を撮ることが手軽になり、撮影する機会が増えています。その影響もあってか、黒目を大きく見せるタイプのコンタクトレンズの愛用者が増えているように感じます。

よく「あの人は黒目が大きい」と表現されたりしますが、**実際は人間の角膜（黒目）のサイズはほとんど変わりません。**それでも大きく見える気がするのは、瞼の開き具合と黒目のバランスでそう見えるだけで錯覚なのです。

とはいえ、コンタクトレンズを使って黒目を大きく見せたいという女性の気持ちもわかります。使うことを否定はしませんが、このタイプのコンタクトは酸素の透過率が低い製品もあり、使いすぎると角膜が酸素不足に陥ってしまいます。すると、パンヌスといって角膜の周りに血管が張り出してきてしまい、黒目が侵食され、黒目が小さくなってしまうのです。

黒目を大きく魅力的に見せたいのであれば、このコンタクトの装着時間を短くするように心がけましょう。また、目を温めて充血をとることも、より黒目を魅力的に見せるポイントとなります。

余談ですが、瞳孔と呼ばれる黒目の中心部分を大きく見せるには、手元を見すぎないことです。手元を見すぎると瞳孔が縮むため、相手より気持ち後ろを見るように話すと、黒目が開きやすくなります。また、おしゃれなレストランなどは照明が暗く瞳孔が開きやすいため、「ここぞ」というときにそういう場所を選んでみてもよいかもしれません。

目をこすることほど怖いことはない！

目は、ほかの臓器とは違い、唯一皮膚などに守られていない剝き出しの臓器です。そういわれると「優しく扱わなければ」という気持ちになるかもしれませんが、普段はなかなか意識が向かないものです。

花粉症やアトピー性皮膚炎など、目に痒みを感じるとどうしても我慢できずに思いっきりこすってしまう患者さんがいらっしゃいます。そうすると、確かに一瞬は痒みから解放されてスッキリするかもしれません。

けれど、目はとてもデリケートなので、こすってしまうことで、目が大きく凹んだり歪んでしまったり、はたまた白内障の原因となっていたとしたらどうでしょうか。**「こする」といった何気ない行為に思うかもしれませんが、実は目にとって殴られたのと同じぐらいのダメージとなっている**のです。それほどまでに強いダメージがあることは、ぜひ覚えておいてください。

では、目の痒みが出ているときはどう対処すればいいのかというと、痒みは何らかの炎症が起こっているサインのため、すぐに目の周りを冷たいおしぼりなどで冷やしてください。血流を一時的に抑制して炎症反応を止め、痒みが鎮まりやすくなります。

また、目薬を使うなら、市販薬よりも眼科処方の痒み止めの入ったアレルギー用の目薬のほうがよいでしょう。

絶対NGな目薬の差し方

そもそも、目薬を正しく差せている人はほとんどいません。正しく差せていないと、薬の効果が得られないどころか、新たな目のトラブルにつながることもあります。ここでは、特にやりがちなNG行為について解説します。正しい目薬の差し方はP．143を参照してください。

NG❶「手を洗わないで目薬を差す」…感染症を防ぐため、清潔な手で瞼に触れるのが鉄則です。

NG❷「容器の先がまつ毛や目に触れてしまう」…雑菌が増えてしまう原因

になります。

NG❸「差した後に目をパチパチする」…瞬きをするほど涙が分泌されるため、目薬を差してすぐに瞬きをすると涙で目薬が薄まり効果も弱くなります。

NG❹「目薬を差してすぐティッシュで拭く」…目からこぼれた分を拭くのは問題ありませんが、目頭や目尻に直接ティッシュを当てると、目に溜まっている薬液がティッシュに吸いとられてしまい効果が落ちてしまいます。

NG❺「いつ開封したかわからない目薬を使っている」…目薬には使用期限が記載されていますが、これは封を開けない状態での期限です。開封後は防腐剤が含まれていても1か月程度で使い切るようにしましょう。

NG❻「複数の目薬を間隔をあけずに差す」…5分以上あけるのがよいとされていますが、難しい場合は、食事やスキンケアなど何かの行動の前後に差すようにして、最低でも1分はあけるようにしましょう。

ジェネリック医薬品の目薬の是非

薬局で「先発品と同じものでジェネリックの薬がありますが、どうしますか?」と確認されることがあります。ジェネリック医薬品とは後発医薬品のことで、先発医薬品の特許が切れた後に販売される、先発医薬品と同じ有効成分を使い、品質や効き目、安全性が同等であると国に認められた薬のことを指します。先発医薬品に比べて低価格なのは、有効成分の開発費用が抑えられているからです。

ただし、正確にいうと、**先発医薬品と同じなのは主有効成分だけ**なのです。

例えば、0・1%だけ入っている主有効成分は同じだけれど、残りの99・9%は違う物で構成されているということも極端な話、あり得るわけです。

そのため、**防腐剤や緩衝剤など主有効成分以外のさまざまな成分の影響によって、「同じ成分なのに効きがイマイチ」と感じることが出てくる**のです。

また、緑内障の目薬では、特にジェネリック医薬品にすることで効果が落ちることや逆に強くなることもあり、効果はまちまちといえます。

だからといって、ジェネリック医薬品が一概に悪いわけではありません。むしろ、効きがよいもの、しみにくいものなどもあります。新薬に比べて薬価が安いというメリットもあるため、ジェネリック医薬品にしたい場合は、主治医によく相談してみてください。

VRやAR搭載のゲームとの付き合い方

VRやARなどのテクノロジーの進化により、ゲームの人気が加速しています。VRとは「バーチャル・リアリティ」の略で、仮想現実のこと。一方のARとは「オーグメンテッド・リアリティ」の略で、拡張現実と訳されます。現実世界にデジタル情報を投影するというものです。

ヘッドセットを装着し、VRまたはAR空間でプレイすることで、これまでのゲームにはない臨場感や没入感を味わえるためハマってしまう人も多いようです。最近では、「VRで視力が回復する」という説もありますが、これに関してはなんともいえません。視力が回復する人もいれば、逆に悪くなる人もいます。視力が回復するのは、VRを使っていなかったときは、もともとかなり手元をよく見ていた人です。スマホゲームよりVRゲームは距離がとれるため、視力が回復したように感じやすいのです。反対にスマホなどにそこまで依存していない人がVRゲームをすると近視になりやすくなります。

ゲームは目への影響ばかりが注目されがちですが、VRやARゲームの場合は脳への影響が懸念されます。**立体的に物を見る機能が出来上がっていない子どもがVRやARのゲームをやりすぎると、現実世界と仮想現実が混ざり、現実の立体が把握しづらくなるという危険性が指摘されています。**子どもは12歳未満ならやらせないこと、大人もほどほどがよいでしょう。

無意識のうちに弊害が出てしまう歩きスマホ

歩きスマホをしていると、乱視になったり、目の位置がずれたりすることがあるというのはご存じでしょうか？　そもそも歩きスマホは条例で禁止されていることの多い危険な行為のため、やらないことが大前提ですが、危ないだけでなく目にとってもよくない理由を解説します。

「角膜の乱視と近くを見るときの目の位置が、歩きスマホをするときにどう変化するか」を調べた研究では、乱視と斜位が進んだという結果が報告されています。私たちは、座った状態でスマホを見るときでさえも、目は無意識のうちに中心にグッと寄せられており、目周りの筋肉に過剰な力がかかっています。それが歩きながらになると、画面が上下左右にブレるため、よりしっかり見ようとして、目周りの筋肉にさらなる力が加わり、乱視が進んだり、斜位の位置が不安定になったりするのです。

斜位は誰でも少しはあるものですが、歩きスマホをすることで症状が強まります。斜視と違い、集中しているときの目線はまっすぐなのですが、そうじゃないときはフワーッと視線が外れてしまうのが斜位です。そのため、自分は話を聞いているつもりでも、目線が定まっていないため「この人、話を聞いているのかな？」と誤解されやすくなります。目の不調はもちろん、職場や学校での人間関係にも影響を及ぼしかねないため、歩きスマホはもちろん、スマホの使いすぎにも注意しましょう。

ストレスと目の不調の深い関係

ストレス要因はたくさんありますが、目にとってもっとも深刻なのが「光」です。**スマホを30分以上見続けると眼圧が0・4〜0・6㎜Hg上がる、パソコンは1日4時間使うと目に負担がかかる**などといわれています。これは、スマホやパソコンで目を酷使すると、目の周りにある筋肉の緊張状態が続くことになり、交感神経が優位の状態になっているのも要因のひとつといえます。

そのため、浴びる光の量を減らすという直接的な対応を行うのはもちろんですが、交感神経と副交感神経をスムーズに入れ替えられるようにケアすることが大切です。対処法としては、睡眠をしっかりとる、パソコンやスマホを使った後は瞼を1回閉じたり、遠くを見つめて目を休めるといった基本的な目のケアのほかに、音楽を聴くのもよい方法です。クラシックやヒーリングミュージックに限らず、自分にとって心地よければそれでOKです。

また、今日あった嬉しかったことを3つ書き留めるのもおすすめです。「ご飯が上手に炊けた」、「今日はいつもより早く起きられた」など些細なことでも構いません。それを寝る前に行うことで、小さな幸福感に包まれたまま眠りにつくことができ、ストレスを軽減することができます。

人間の脳は嫌だったことばかりを記憶しやすいもの。過去を悔やむのではなく、未来を心配するのでもなく、今の小さな幸せを見つめる心がけが、ストレスを減らし、一生よく見える健やかで豊かな人生につながるはずです。

おわりに

ここまでお読みくださってありがとうございます。こうやって目について きちんと考えてくださって、知ってくださろうとする皆さんの行動自体をとても嬉しく思います。

目というのは、「心の鏡」ともいわれるようにとても大切な場所です。日日、その目を守るために、私は診療現場で頑張っております。またそれだけではなく、YouTube「眼科医平松類チャンネル」でも、多くの人に毎日新しい情報をお届けしています。

ただ、私にはどうしても歯痒く思っていることがあるのです。それは、YouTubeなどネット媒体では、自分に必要なところだけを見て情報を得ようとしがちな部分があることです。しかも、自分の意思とは関係なく、アルゴリズムといって、ＹｏｕＴｕｂｅ自体もあなたの興味がありそうなものしか表示してくれません。

結果として、本当ならば大切で知っておくべき情報が埋もれてしまうことも結構あるのです。実際、私も**「この情報は大切だし、知ってもらいたい」と思う情報ほどＹｏｕＴｕｂｅでは表示されにくいと感じており、多くの人に見ていただけないということがあります。**

けれど、今回、書籍という形で網羅した情報をお届けできるので、本当に大切なところをお届けできたかなと思います。

正直、あなたのように真面目で一生懸命に目のことを考えている人は多くはありません。だからこそ、この本で得た知識を周りの多くの人にも伝えていただければと思います。もちろん、あなたの目がよくなることがいちばん大切ですが、同時に周りの人の目も守っていただいて、よりよい目をもつ人が多い世界をつくれればと思います。

実際に、きちんと知識をもっていたり、たまたま目にいいことをやっていたりした人というのは、100歳を超えても普通に自分の目で見ることができ、自分で歩くこともでき、自立した生活を送ることができています。本も普通に読むし、テレビも観て、ネットも使えたりしています。**「年をとったら見えなくなるが当たり前」ではないのです。あなたのケアの仕方次第で、見える目はいくつになっても保てるのです。**

でも、現時点で目の病気があったり、悩みが今後出てきたりすることもあるかもしれません。そんなときはこの本に戻って、参考になることがないかチェックしていただければと思います。また、ＹｏｕＴｕｂｅでも月に１回多くの人の質問に答える機会を設けているので、そちらの機会を利用してくださってもよいかと思います。

今後も多くの人が楽しく人生を過ごすため、目を大切にできる世界を願ってやみません。

２０２４年５月吉日　平松 類

平松 類（ひらまつ るい）
医学博士・眼科専門医。二本松眼科病院副院長。全国から受診を希望する患者さんが訪れる名医。「あさイチ」や「主治医が見つかる診療所」などのテレビやラジオ出演のほか、雑誌、WEBサイトなどの取材も多数。眼科医唯一のYahoo!ニュースの公式コメンテーター。YouTubeチャンネル「眼科医平松類」は25万人以上の登録者数を誇り、役立つ情報はもちろん、最新知見も精力的に発信中。著書は『1日3分見るだけでぐんぐん目がよくなる！ ガボール・アイ』（ＳＢクリエイティブ）、『その白内障手術、待った！』（時事通信社）、『自分でできる！人生が変わる緑内障の新常識』（ライフサイエンス出版）など多数。
YouTube：www.youtube.com/@hiramatsurui
X：twitter.com/hiramatsurui
※2024年5月現在

名医《めいい》が教《おし》える！ 目《め》のトラブル解決大全《かいけつたいぜん》
近視《きんし》・老眼《ろうがん》・白内障《はくないしょう》・緑内障《りょくないしょう》・斜視《しゃし》・眼瞼下垂《がんけんかすい》 ぜんぶ網羅《もうら》！

2024年6月24日　初版発行

著者／平松《ひらまつ》 類《るい》

発行者／山下 直久

発行／株式会社KADOKAWA
〒102-8177　東京都千代田区富士見2-13-3
電話　0570-002-301（ナビダイヤル）

印刷所／大日本印刷株式会社

製本所／大日本印刷株式会社

●お問い合わせ
https://www.kadokawa.co.jp/（「お問い合わせ」へお進みください）
※内容によっては、お答えできない場合があります。
※サポートは日本国内のみとさせていただきます。
※Japanese text only

定価はカバーに表示してあります。

ISBN 978-4-04-606968-9　C0077